U0135496

"十四五"时期国家重点出版物出版专项规划项目

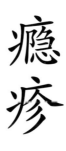

瘾疹

丛书总主编　王春艳　贾 杨

丛书总主审　张如青

主　编　祭 珏

主　审　何新慧　杨杏林

中医常见及重大疑难病证专辑文献研究丛书

上海科学技术出版社

图书在版编目（CIP）数据

瘾疹 / 蔡珏主编. -- 上海 : 上海科学技术出版社,
2023.1
　（中医常见及重大疑难病证专辑文献研究丛书 / 王
春艳，贾杨总主编）
　ISBN 978-7-5478-5990-2

Ⅰ. ①瘾… Ⅱ. ①蔡… Ⅲ. ①荨麻疹－研究 Ⅳ.
①R275.982.4

中国版本图书馆CIP数据核字(2022)第212610号

本套丛书由上海市进一步加快中医药事业发展三年行动计划(2018—
2020)项目"中医常见病证专辑文献研究"[项目编号：ZY(2018—2020)-
CCCX-3001]资助出版。

瘾疹

主编　蔡　珏

上海世纪出版(集团)有限公司
上海科学技术出版社　出版、发行
（上海市闵行区号景路 159 弄 A 座 9F－10F）
邮政编码 201101　　www.sstp.cn
山东韵杰文化科技有限公司印刷
开本 787×1092　1/16　印张 6.25
字数 90 千字
2023 年 1 月第 1 版　2023 年 1 月第 1 次印刷
ISBN 978-7-5478-5990-2/R·2652
定价：39.00 元

本书如有缺页、错装或坏损等严重质量问题，请向印刷厂联系调换本书为"中医常见及重大疑难病证专辑文献研究丛书"中的一种,围绕瘾疹历代经典古籍文献展开论述。瘾疹指一种皮肤出现风团、时隐时现、瘙痒等为主要症状的皮肤病,具有风团色红或白、形态各异、骤起骤消、发无定处、消后无痕、可反复发作等特点,相当于西医学的荨麻疹。本书包括病名源流、病机论述、本草撷英、医方荟萃、历代医案五章,旨在从古籍文献中挖掘整理、系统分析历代医家诊治瘾疹的学术和实践精华,从古籍文献中寻找理论根基和临床实践的源泉。

本书可供中医临床工作者、中医文献研究者、中医院校师生及中医爱好者参考阅读。

丛书编委会名单

总 主 审　张如青

学术顾问委员会　（按姓氏笔画排序）

马胜民　石印玉　曲丽芳　刘立公　许　岷

李　萍　李其忠　杨杏林　吴银根　何新慧

宋　瑜　张　仁　张如青　张殷建　张婷婷

陈　熠　郑　军　郑　岚　胡国华　祝峻峰

徐列明　徐莲薇　黄素英　虞坚尔　薛　征

总 主 编　王春艳　贾　杨

编　　委　（按姓氏笔画排序）

王　炎　王　峰　王　琼　王春艳　石　云

叶明柱　毕丽娟　苏丽娜　杨枝青　肖定洪

吴　杰　张本瑞　张雪丹　陈　晖　陈　静

陈稳根　胡颖翀　姜春雷　贾　杨　顾钧青

徐　红　徐立思　唐斌擎　蔡　珏

组编单位　上海市中医文献馆

本书编委会名单

主 编　蔡　珏

编 委　唐良悦

主 审　何新慧　杨杏林

中医药发展已上升为国家战略，《中华人民共和国中医药法》规定："国家采取措施支持对中医药古籍、著名中医药专家的学术思想和诊疗经验以及民间中医药技术方法的整理、研究和利用。"《中医药事业中长期发展规划（2016—2030）》明确："实施中医药传承工程，全面系统继承历代各家学术理论、流派及学说，全面系统继承当代名老中医药专家学术思想和临床诊疗经验，总结中医优势病种临床基本诊疗规律。"《中共中央 国务院关于促进中医药传承创新发展的意见》指出："挖掘和传承中医药宝库中的精华精髓。加强典籍研究利用，编撰中华医藏，制定中医药典籍、技术和方药名录，建立国家中医药古籍和传统知识数字图书馆。"习近平总书记多次提到要"深入发掘中医药宝库中的精华"，而中医药古籍文献正是这一宝库的真实载体和精华所在。

尤其《中医药"十四五"发展规划》还明确："开展国家中医优势专科建设，以满足重大疑难疾病防治临床需求为导向，做优做强骨伤、肛肠、儿科、皮肤科、妇科、针灸、推拿及脾胃病、心脑血管病、肾病、肿瘤、周围血管病等中医优势专科专病，巩固扩大优势，带动特色发展。制定完善并推广实施一批中医优势病种诊疗方案和临床路径，逐步提高重大疑难疾病诊疗能力和疗效水平。"可见系统开展历代医家诊治各类疑难杂病、常见病的学术思想、临床经验、流派特色的挖掘研究和转化应用已成行业共识，必将迎来一个研究高潮，其中文献研究更是理论策源的根基，不可缺少，至关重要，将中医古今文献的挖掘研究与当代临床实践紧密结合,也必将成为未来中医药事业发展的一条重要路径。

上海市中医文献馆自 1956 年建馆以来从未间断对历代名医名著的临床经验挖掘研究,本丛书是在既往工作经验基础上,立足于对当代临床常见病及重大疑难病证的古籍文献的系统性、综合性挖掘研究,实乃创新之举。其目标是对历代名家关于当代临床多发病及重大疑难病证的古籍文献进行全方位、系统性归类整理和分析研究。

本丛书从整理挖掘历代中医药文献(包括从中医书籍、期刊、讲义、未刊抄本等)入手,对历代医家的医论医话、经典发微、医史研究、典型医案、临床经验等进行挖掘,对其中的学术观点、有效方剂、用药特色、辨证思维、加减化裁、特色技术、适宜技术等加以挖掘汇聚、分类整理和比较研究。各分册内容大体包括疾病概述、专病病因病机、专病辨证论治、专病特色方药、专病其他特色疗法(针法、灸法、外治法、推拿按摩、民间偏验方、食疗养生方、治未病与康复),以及专病历代名家经验(包括历代名医医论医话、历代名医经典医案)。各分册根据各自特点或增加个性化章节 2~3 章。

本丛书包括《喘证》《臌胀》《肿瘤》《崩漏》《胎漏胎动不安》《绝经前后诸证》《不寐》《腰痛》《胁肋痛》《青盲》《丹毒》《口疮》《湿疹》《瘾疹》《小儿疳证》《小儿惊风》等内外妇儿伤等各科疾病的 16 个分册,在当代中医药常见病及重大疑难病证文献研究方面具有代表性,总计 300 余万字,丛书及各分册主审均为相关领域的文献研究专家与临床专家,有效确保了本丛书的编撰质量。

本丛书承续上海市中医文献馆在建馆之初组织编写的《中医专病专辑》丛书及其在全国产生广泛影响的历史经验,创新编写体例,突出名医—名流—名著—名术—名方—特色方药的经验传承,突出特色诊疗技术和理论创新,与时俱进;利用现代检索等研究手段,聚焦于医家诊疗中具有特色优势的专病诊疗经验,从历代文献中挖掘整理、系统分析提炼临证精华。通过文献研究进行全方位、系统性归类整理和比较研究,从古籍文献中寻找理论根基和临床实践的源泉,力争做到古今文献深度融合、药物和非药物疗法结合、内服外用方药结合、繁简用方用药结合、名医医论医话与典型医案结合、原文和编者按有机结合、文献与临床研究相结合。

作为上海市中医药三年行动计划项目的重要成果,本丛书的研究编写始终坚持研究与传播相结合、项目建设与人才培养结合、馆内外专家结合。以成果为导向,目的是培养一批具有较高学术水平的中医临床文献研究人员和中医临床专家,突破文献馆研究资源的局限,将中医临床文献研究的主编和编委队伍向馆外优秀中医文献研究机构和各大临床机构的骨干专家拓展,通过团结合作有效提升项目的参与度,提高研究成果的质量。

文献是中医药宝库精华的重要传播载体,是挖掘宝库精华的根基所在和理论创新源泉。希望通过本丛书的出版,进一步深化与提升中医药临床文献研究的底蕴和价值,为构筑起一座沟通融合中医文献与临床之间的桥梁做出积极探索。

编 者
2022 年 8 月

一、唐宋以前医书，治病崇实，不尚玄理，明清时期医案，病种广泛，精彩纷呈，本书选取的文献内容多集中于此，旨在反映中医瘾疹治疗的精华。

二、所选有参考价值的文献资料，均依原文录入，若有雷同者则不赘录。

三、本书按照病名源流、病机论述、本草撷英、医方荟萃、历代医案进行分类整理。

四、所引文献由于古籍版本不同，难尽一致，因此将引用书目附于书末，以备稽考。

五、本书所载犀角等中药材，根据国发〔1993〕39 号，卫药发〔1993〕59 号文，属于禁用之列，均以代用品代替，书中所述犀角等相关内容仅作为文献参考。

目 录

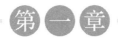

病 名 源 流

瘾疹属古代中医病名,指一种皮肤出现风团、时隐时现、瘙痒等为主要症状的皮肤病,具有风团色红或白、形态各异、骤起骤消、发无定处、消后无痕、可反复发作等特点。相当于西医学的荨麻疹,是由皮肤、黏膜小血管扩张和通透性增加而导致的一种局限性水肿反应。

瘾疹之名最早见于《素问·四时刺逆从论篇》:"少阴有余,病皮痹瘾疹。"《金匮要略·水气病脉证并治》谓之"隐疹":"风气相搏,风强则为隐疹,身体为痒。"隋代巢元方《诸病源候论》有关瘾疹论述多见于"风病诸候下(凡三十论)"篇,有"风瘙隐轸""风瘖候"等名:"风瘙隐轸生疮候,人皮肤虚,为风邪所折,则起隐轸。热多则色赤,风多则色白,甚者痒痛,搔之则成疮。""风瘖候,夫人阳气外虚则多汗。汗出当风,风气搏于肌肉,与热气并,则生瘖。状如麻豆,甚者渐大,搔之成疮。"唐代孙思邈《备急千金要方·痈肿毒方》有"赤疹""白疹"之谓:"论曰《素问》云风邪客于肌中则肌虚,真气发散又被寒搏,皮肤外发腠理开毫毛,淫气妄行之则为痒也。所以有风疹瘙痒,皆由于此。又有赤疹者,忽起如蚊蚋啄,烦痒极者,重沓垄起,搔之逐手起。又有白疹者,亦如此。赤疹热时即发,冷即止。白疹天阴冷即发。"此后历代医籍亦多有论述。经整理发现,瘾疹的古代病名有瘾胗、隐轸、隐胗、风瘙隐轸、风疹(风疹块)、风瘖、瘖瘤(风瘖瘤)、赤轸、白轸、赤白游风(游风)、鬼饭疙瘩(风乘疙瘩)等。

"瘾"亦作"隐""癮","疹"亦作"轸""胗"。现代普遍认为,"瘾疹"因其发病特征隐没而得名。如《实用中医词典》记载:"隐疹……又名瘾疹、风瘾疹……主见皮肤出现大小不等的风团,时隐时现,剧痒。"对"隐"字的理解局限于隐蔽、隐藏等含义。然而中国古代著作中不乏相关的例子,"隐"又有凸起之意。《水经注·浊漳水》中记载:"祠东侧有碑,隐起为字。"《朝野金载》卷五中记载:"景龙中,瀛州进一妇人,身上隐起浮图塔庙,诸佛形象。"《墨池记》中记载:"临川之城东,有地隐然高起。"以上"隐起""隐然高起"都是指突起之貌,指文字、图形或地貌的突起。"隐"表凸起在中医古籍中亦有记载。《诸病源候论》卷之三十五"圆癣候"："圆癣之状，作圆文隐起，四畔赤，亦痒痛是也。""疥候"："马疥者，皮肉隐嶙起，作根墌，搔之不知痛。"《备急千金要方·伤寒方上》："治脾腑脏温病阴阳毒，头重颈直，皮肉痹，结核隐起方。"《太平圣惠方·劳病论》："治虚劳瘕瘕久不瘥，脐肋有块，形如杯，或如鸡子，透隐皮肤，或经年不消，或疼痛如刺。"可知命名为"瘾疹"应是时而凸起的特点，即原意是凸出皮肤外的疹子。

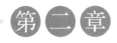

病 机 论 述

少阴有余,病皮痹瘾轸。(《素问·四时刺逆从论篇》)

风气相搏,风强则为隐疹,身体为痒。(《金匮要略·水气病脉证并治》)

邪气中经,则身痒而隐疹。(《金匮要略·中风历节病脉证并治》)

风瘙隐轸生疮候:人皮肤虚,为风邪所折,则起隐轸。热多则色赤,风多则色白,甚者痒痛,搔之则成疮。

风瘙身体隐轸候:邪气客于皮肤,复逢风寒相折,则起风瘙轸。若赤轸者,由凉湿折于肌中之热,热结成赤轸也。得天热则剧,取冷则灭也。白轸者,由风气折于肌中热,热与风相搏所为。白轸得天阴雨冷则剧,出风中亦剧,得晴暖则灭,着衣身暖亦瘥也。

脉浮而洪,浮即为风,洪则为气强。风气相搏,隐轸,身体为痒。

《养生方》云:汗出不可露卧及浴,使人身振、寒热、风轸。

风瘙痒候:此由游风在于皮肤,逢寒则身体疼痛,遇热则瘙痒。

风身体如虫行候:夫人虚,风邪中于荣卫,溢于皮肤之间,与虚热并,故游奕遍体,状若虫行也。

风痒候,邪气客于肌肉,则令肌肉虚,真气散去,又被寒搏皮肤,外发腠理,闭毫毛。淫邪与卫气相搏,阳胜则热,阴胜则寒;寒则表虚,虚则邪气往来,故肉痒也。凡痹之类,逢热则痒,逢寒则痛。

风瘰候,夫人阳气外虚则多汗。汗出当风,风气搏于肌肉,与热气并,则生瘰。状如麻豆,甚者渐大,搔之成疮。(《诸病源候论》卷之二《风病诸候下》)

小儿因汗,解脱衣裳,风入腠理,与血气相搏,结聚起,相连成隐胗。风气

止在腠理，浮浅，其势微，故不肿不痛，但成隐胗瘙痒耳。(《诸病源候论》卷之四十九《小儿杂病诸候》)

论曰：《素问》云，风邪客于肌中则肌虚，真气发散又被寒搏，皮肤外发腠理开毫毛，淫气妄行之则为痒也。所以有风疹瘙痒，皆由于此。又有赤疹者，忽起如蚊蚋啄，烦痒极者，重沓垄起，搔之逐手起。又有白疹者亦如此。赤疹热时即发，冷即止。白疹天阴冷即发。(《备急千金要方》卷二十二《痈肿毒方·瘾疹第五》)

论曰风瘙痒者，表虚卫气不足，风邪乘之，血脉留滞，中外鼓作，变而生热，热则瘙痒，久不瘥，淫邪散溢，搔之则成疮。

论曰风瘩瘰者，由腠理不密，阳气外泄，发而为汗，汗出未已，为风邪所搏，风热相并，不得流行，故结为瘩瘰，状如麻豆，甚者渐长，搔之成疮。

论曰风瘙瘾疹，其状有二，皆缘肌中有热。若凉湿之气折之，热结不散，则成白胗；若因风邪所折，风热相搏，则成赤胗。赤胗得热则剧，得冷则灭，盖热气郁结于内故恶热宜冷。白胗得阴雨则甚，得晴暄则消，盖热气散释于外，故恶冷宜热。冷热之证虽异，其为瘾疹则一，盖身体风瘙而痒，瘙之隐隐而起是也。(《圣济总录》卷第一十一)

世医论瘾疹，无不谓是皮肤间风，然既分冷热，冷热即寒暑之证。又有因浴出凑风冷而得之者，岂非湿也，则知四气备矣。《经》云：诸痛痒疮，皆属于心。心实热则痛，虚寒则痒。又阳明主肌肉，属胃与大肠，亦有冷热分痛痒，不可不审。世人呼白者为婆膜，赤者为血风，名义混淆，当以理晓。内则察其脏腑虚实，外则分其寒暑风湿，随证调之，无不愈。(《三因极一病证方论》卷之十六)

夫妇人体虚，为风邪气客于皮肤，复逢风寒相折，则起风瘙瘾疹。若赤疹者，由凉湿折于肌，肌中之极热结成赤疹也。得天热则剧，取冷则瘥。白疹者，由风气折于肌中，肌中热，热与风相搏，所以为白疹也。得天阴、雨冷则剧，出风中亦剧，得晴暖则减，着衣暖亦瘥也。脉当浮而洪，浮即为风，洪即为气,风气相搏,则为瘾疹,身体为痒。凡人汗出,不可露卧及浴。《素问》云:汗出见湿,乃生痤痱,使人身振寒热生风疹也。(《妇人良方大全》卷四《妇人血风瘾疹瘙痒方论第三》)

风气挟热,起于腠理,皮肤不肿不疼,发为瘙痒,谓之瘾疹,此风热之浮浅者也。其亦有寒、暑、湿之气行焉。风热在表,天时炎暄而燥气乘之,则为赤疹;风热在表,天时寒凉而冷气折之,则为白疹。赤者遇凉清而后消;白者遇温暖而后灭,然则用药加减,可无权度于此哉?其有浴后凑风,与夫汗出解脱而得之者,隐隐微黄,似赤似白,凝滞于肌肉之间,而四体为之重着,此风热之挟湿外证,又可推矣。如其不知寒、暑、湿之所由生,概以疗风热等辈索之按图,殆恐痰嗽、呕渴杂证交攻,由瘾疹而变为疮疹。(《仁斋直指方论》卷之二十四《瘾疹风论》)

夫风瘾疹者,由邪气客于皮肤,复遇风寒相搏,则为瘾疹。(《证治准绳·疡医》)

瘾疹者,生小粒属于皮肤之中,憎寒发热,遍身瘙痒。《经》云:劳汗当风,薄为郁,乃痱痤,热微色赤,热甚色黑,由痰热在肺,治宜清肺降痰解表,如消毒饮子;有可下者,大柴胡汤;虚者补中益气汤;或总以加味羌活散治之。疹属少阴君火斑,则无头燃肿于外,属少阳相火,自吐自利,身温身凉者吉,忌敷凉药,首尾慎下,若便闭者,微利之。故凡瘾疹瘙痒、疙瘩丹毒等症,皆宜凉血润燥,如加味逍遥散、加味小柴胡汤,慎用风药,复伤元气,反致筋挛,若愈后肌生白屑,搔之如帛所隔者,气血虚也,十全大补汤,或灸曲池穴。(《外科大成》卷四)

痦癗,俗名鬼饭疙瘩。由汗出受风,或露卧乘凉,风邪多中表虚之人,初起皮肤作痒,次发扁疙瘩,形如豆瓣,堆累成片。(《外科选要》卷六《痦癗风癣》)

瘾疹

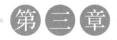

本草撷英

茺蔚子 味辛,微温。主明目益精,除水气。久服轻身,茎主瘾疹痒,可作浴汤。一名益母,一名益明,一名大札。生池泽。

松脂 味苦,温。主疽,恶创,头疡,白秃,疥瘙风气。五脏,除热。久服,轻身、不老、延年。一名松膏,一名松肪。生山谷。

木兰 味苦,寒。主身大热在皮肤中,去面热,赤疱,酒皶,恶风,癫疾,阴下痒湿。明耳目。一名林兰。生川谷。(《神农本草经》卷一)

水萍 味辛,寒。主暴热身痒,下水气,胜酒,长须发,消渴。久服,轻身。一名水华。生池泽。

枳实 味苦,寒。主大风在皮肤中,如麻豆苦痒。除寒热结,止利。长肌肉,利五脏,益气、轻身。生川泽。(《神农本草经》卷二)

青琅玕 味辛,平。主身痒、火创、痈伤、疥瘙、死肌。一名石珠。生平泽。

藜芦 味辛,寒。主蛊毒,咳逆,泄利肠澼,头疡疥瘙,恶创,杀诸蛊毒,去死肌。

青葙子 味苦,微寒。主邪气,皮肤中热,风瘙身痒,杀三虫,子名草决明,疗唇口青。一名草蒿,一名萋蒿。生平谷。(《神农本草经》卷三)

楮实 味甘,寒,无毒。主治阴痿水肿,益气,充肌肤,明目。久服不饥,不老轻身……叶,味甘,无毒。主治小儿身热,食不生肌,可作浴汤。又主治恶疮生肉。树皮,主逐水,利小便。茎,主瘾疹痒,单煮洗浴。其皮间白汁治癣。

蛇床子 味苦、辛、甘,平,无毒。主治妇人阴中肿痛,男子阴痿湿痒,除痹气,利关节,癫痫,恶疮。温中下气,令妇人子脏热,男子阴强。久服轻身,好颜色,令人有子。

地肤子 味苦,寒,无毒。主治膀胱热,利小便,补中,益精气。去皮肤中热气,散恶疮疝瘕,强阴。久服耳目聪明,轻身,耐老,使人润泽。

蒺藜子 味苦、辛,温、微寒,无毒。主治恶血,破癥结积聚,喉痹,乳难。身体风痒,头痛,咳逆,伤肺,肺痿,止烦,下气。小儿头疮,痈肿,阴溃,可作摩粉。其叶,主风痒,可煮以浴。久服长肌肉,明目,轻身。

漏芦 味苦、咸,寒、大寒,无毒。主治皮肤热,恶疮,疽痔,湿痹,下乳汁。止遗溺,热气疮痒如麻豆,可作浴汤。久服轻身,益气,耳目聪明,不老延年。(《本草经集注·草木上品》)

葶苈 味辛、苦,寒、大寒,无毒。主治癥瘕积聚,结气,饮食寒热,破坚逐邪,通利水道。下膀胱水,腹留热气,皮间邪水上出,面目浮肿,身暴中风热痱痒,利小腹。久服令人虚。

蒴藋 味酸,温,有毒。主治风瘙瘾疹,身痒,湿痹,可作浴汤。(《本草经集注·草木下品》)

原蚕蛾 雄者有小毒。主益精气,强阴道,交接不倦,亦止精。屎:温,无毒。主肠鸣,热中,消渴,风痹,瘾疹。原蚕是重养者,世呼为魏蚕。道家用其蛾止精,其翁茧入术用。屎,名蚕沙,多入诸方用,不但熨风而已也。(《本草经集注·虫兽三品》)

玉英 味甘。主治风瘙皮肤痒。一名石镜,明白可作镜。(《本草经集注·果菜米谷有名无实》)

天名精 味甘,寒,无毒。主瘀血,血瘕欲死,下血,止血,利小便,除小虫,去痹,除胸中结热,止烦渴。逐水大吐下。久服轻身,耐老。

〔谨案〕……主破血,生肌,止渴,利小便,杀三虫,除诸毒肿,疔疮,瘘痔,金疮内射,身痒瘾疹不止者,揩之立已。(《新修本草》卷第七)

羊桃 味苦,寒,有毒。主燥热,身暴赤色,风水积聚,恶疡,除小儿热。

去五脏五水，大腹，利小便，益气，可作浴汤。

〔谨案〕此物，多生沟渠隍堑之间，人取煮以洗风痒及诸疮肿，极效。（《新修本草》卷第十一）

枫香脂　一名白胶香，味辛、苦，平，无毒。主瘾疹风痒、浮肿、齿痛。其树皮，味辛，平，有小毒，主水肿，下水气，煮汁用之。（《新修本草》卷第十二）

柳华　味苦，寒，无毒。主风水，黄疸，面热黑，痂疥，恶疮，金创……

〔谨案〕……主痰热淋，可为吐汤，煮洗风肿痒。酒煮含，主齿痛。木中虫屑可为浴汤，主风瘙痒瘾疹，大效。

赤爪草　味苦，寒，无毒。主水利，风头，身痒。生平陆，所在有之。实，味酸，冷，无毒。汁服主利，洗头及身瘘疮痒。（《新修本草》卷第十四）

鲤鱼胆　味苦，寒，无毒。主目热赤痛，青盲，明目。久服强悍，益志气。肉，味甘，主咳逆上气，黄疸，止渴；生者，主水肿脚满，下气。骨，主女子带下赤白。齿，主石淋。生九江池泽，取无时。

〔谨案〕鲤鱼骨，主阴蚀，鲠不出。血，主小儿丹肿及疮。皮，主瘾疹。脑，主诸痫。肠，主小儿肌疮。（《新修本草》卷第十六）

海根　味苦，小温，无毒。主霍乱，中恶心腹痛，鬼气注忤，飞尸，喉痹，蛊毒，痛疽恶肿，赤白游疹，蛇咬犬毒。酒及水磨服，傅之亦佳。生会稽海畔山谷，茎赤，叶似马蓼，根似菝葜而小也。胡人采得蒸而用之。（《海药本草·草部卷》）

景天　攻治疮毒及婴孺风疹在皮肤不出者，生取苗叶五大两，和盐三大两，同研，绞取汁，以热手摩涂之，日再。但是热毒丹疮，皆可如此用之。（《本草图经·草部上品之下卷第五》）

紫草　今医家多用治伤寒时疾，发疮疹不出者，以此作药，使其发出。韦宙《独行方》，治豌豆疮，煮紫草汤，饮。后人相承用之，其效尤速。（《本草图

经·草部中品之上卷第六》)

莎草 单服疗肺风,又云其药疗丈夫心肺中虚风及客热,膀胱间连胁下时有气妨,皮肤瘙痒瘾疹,饮食不多,日渐瘦损,常有忧愁,心忪少气等。并春收苗及花,阴干,入冬采根,切,贮于风凉处。有患前病者,取苗二十余斤,锉,以水二石五斗,煮取一石五斗,于浴斛中浸身,令汗出五六度。浸兼浴,其肺中风,皮肤痒即止。每载四时常用,则瘾疹风永瘥。(《本草图经·草部中品之下卷第七》)

大戟 医家用治隐疹风及风毒脚肿,并煮水热淋,日再三,便愈。李绛《兵部手集方》:疗水病无问年月深浅,虽复脉恶亦主之。大戟、当归、橘皮各一大两,切,以水二大升,煮取七合,顿服。利水二三斗,勿怪。至重,不过再服,便瘥。禁毒食一年。水下后,更服,永不作。此方出张尚客。(《本草图经·草部下品之上卷第八》)

仙茅 齐给事守缙云,日少气力,风疹继作,服之遂愈。八九月时采得,竹刀子刮去黑皮,切如豆粒,米泔浸两宿,阴干捣筛,熟蜜丸如梧子,每旦空肚酒饮任使下二十丸。禁食牛乳及黑牛肉,大减药力也。(《本草图经·草部下品之下卷第九》)

紫葳 今医家多采其花干之。入妇人血崩风毒药,又治少女血热风毒,四肢皮肤生瘾疹,并行经脉方。凌霄花不以多少,捣罗为散,每服二钱,温酒调下,食前服,甚效。(《本草图经·木部中品卷第十一》)

云母 味甘,平,无毒。主身皮死肌、中风寒热,如在车、船上,除邪气,安五脏,益子精,明目,下气,坚肌,续绝,补中,疗五劳七伤,虚损少气,止痢。久服轻身延年,悦泽不老,耐寒暑,志高神仙……《千金方》:治风疹遍身,百计治不瘥者,煅云母粉以清水调服之,看人大小,以意酌量,与之多少服。

矾石 味酸,寒,无毒。主寒热,泄痢,白沃,阴蚀,恶疮,目痛,坚骨齿,除固热在骨髓,去鼻中息肉。炼饵服之,轻身、不老、增年……《子母秘录》治小

儿风疹不止，白矾十二分，暖热酒投化，用马尾搵酒涂之。(《经史证类备急本草》卷第三)

代赭 味苦、甘，寒，无毒。主鬼疰，贼风，蛊毒，杀精物恶鬼，腹中毒邪气，女子赤沃漏下，带下百病，产难，胞衣不出，堕胎，养血气，除五脏血脉中热，血痹血瘀，大人、小儿惊气入腹及阴痿不起……御药院治风疹疼痒不可忍。赤土不计多少研碎，空心温酒调下一钱。(《经史证类备急本草》卷第五)

白英 味甘，寒，无毒。主寒热，八疸，消渴，补中益气。久服轻身延年。一名谷菜，一名白草。生益州山谷。春采叶，夏采茎，秋采花，冬采根……今按陈藏器《本草》云：白英，主烦热，风疹，丹毒，疟瘴寒热，小儿结热。煮汁饮之。(《经史证类备急本草》卷第六)

蓝实 味苦，寒，无毒。主解诸毒，杀虫蚑(音其，小儿鬼也)，疰鬼，螫毒。久服头不白，轻身。其叶汁，杀百药毒，解狼毒、射罔毒。

《日华子》云：吴蓝，味苦、甘，冷，无毒。治天行热狂，疗疮游风，热毒肿毒，风疹，除烦止渴，杀疳，解毒药、毒箭，金疮，血闷，虫蛇伤，毒刺，鼻洪，吐血，排脓，寒热头痛，赤眼，产后血晕，解金石药毒，解狼毒、射罔毒，小儿壮热，热疳。

王不留行 味苦、甘，平，无毒。主金疮止血，逐痛出刺，除风痹内寒，止心烦，鼻衄，痈疽恶疮瘘乳，妇人难产……《日华子》云：治发背游风、风疹，妇人血经不匀及难产。(《经史证类备急本草》卷第七)

苦参 味苦，寒，无毒。主心腹结气，癥瘕积聚，黄疸，溺有余沥，逐水，除痈肿，补中，明目止泪，养肝胆气，安五脏，定志益精，利九窍，除伏热肠澼，止渴，醒酒，小便黄赤，疗恶疮，下部，平胃气，令人嗜食、轻身……臣禹锡等谨按，《药性论》云，苦参，能治热毒风，皮肌烦躁生疮，赤癞眉脱，主除大热、嗜睡，治腹中冷痛，中恶腹痛，除体闷，治心腹积聚……有人病遍身风热细疹，痒痛不可任，连胸、颈、脐、腹及近隐处皆然，涎痰亦多，夜不得睡。以苦参末一两，皂角二两，水一升。揉滤取汁，银石器熬成膏，和苦参末为丸，如梧桐子大。食后温水服二十至三十丸，次日便愈。

大青　味苦，大寒，无毒。主疗时气头痛，大热口疮……《日华子》云：治热毒风，心烦闷渴疾，口干，小儿身热疾，风疹，天行热疾及金石药毒，兼涂署肿毒。（《经史证类备急本草》卷第八）

积雪草　味苦，寒，无毒。主大热，恶疮痈疽，浸淫赤熛，皮肤赤，身热……《日华子》云：味苦、辛。以盐挪贴，消肿毒并风疹疥癣。（《经史证类备急本草》卷第九）

侧子　味辛，大热，有大毒。主痈肿，风痹历节，腰脚疼冷，寒热，鼠瘘……陈藏器云：侧子，冷酒调服，治遍身风疹。雷公云：侧子，只是附子旁有小颗。附子，如枣核者是，宜生用。治风疹神妙也。

草蒿　味苦，寒，无毒。主疗瘳痂痒恶疮，杀虱，留热在骨节间，明目……又云子味甘，冷，无毒。明目，开胃。炒用治劳，壮健人。小便浸用治恶疥癣风疹，杀虱煎洗。

牙子　味苦、酸，寒，有毒。主邪气热气，疗瘳恶疡，疮痔，去白虫……《药性论》云：狼牙，使，味苦，能治浮风瘙痒，杀寸白虫，煎汁洗恶疮。

螺厣草　主痈肿风疹，脚气肿。捣敷之。亦煮汤洗肿处。藤生石上似螺厣，微有赤色，背有少毛。（《经史证类备急本草》卷第十）

甘蕉根　大寒。主痈肿结热……《日华子》云：生芭蕉根，治天行热狂，烦闷消渴，患痈毒并金石发热，闷口干人。并绞汁服，及梳头长益发，肿毒，游风，风疹，头痛，并研署敷。（《经史证类备急本草》卷第十一）

枳壳　味苦、酸，微寒，无毒。主风痒麻痹，通利关节，劳气咳嗽，背膊闷倦，散留结胸膈痰滞，逐水，消胀满，大肠风，安胃，止风痛……（今附）臣禹锡等谨按，《药性论》云：枳壳，使，味苦、辛。治遍身风疹，肌中如麻豆恶痒，主肠风痔疾，心腹结气，两胁胀虚，关膈拥塞……《经验后方》：治风疹痒不止。以枳壳三两，麸炒微黄，去瓤为末。每服二钱，非时水一中盏，煎至六分，去滓服。（《经史证类备急本草》卷第十三）

紫薇 味酸,微寒,无毒。主妇人产乳余疾,崩中,癥瘕血闭,寒热羸瘦,养胎……《日华子》云:根,治热风身痒,游风风疹,治瘀血带下。(《经史证类备急本草》卷第十三)

楝实 味苦,寒,有小毒。主温疾伤寒,大热烦狂,杀三虫,疥疡,利小便水道……《日华子》云:楝皮,苦,微毒。治游风热毒,风疹恶疮疥癞,小儿壮热,并煎汤浸洗。(《经史证类备急本草》卷第十四)

蜂子 味甘,平、微寒,无毒。主风头,除蛊毒,补虚羸,伤中,心腹痛,大人、小儿腹中五虫口吐出者,面目黄。久服令人光泽好颜色,不老,轻身,益气……今按陈藏器《本草》云:蜂子,主丹毒,风疹,腹内留热,大小便涩,去浮血,妇人带下,下乳汁,此即蜜房中白如蛹者。(《经史证类备急本草》卷第二十)

蛴螬 味咸,微温、微寒,有毒。主恶血,血瘀痹气破折,血在胁下坚满痛,月闭,目中淫肤,青翳白膜,疗吐血在胸腹不去及破骨踒折,血结,金疮内塞,产后中寒,下乳汁……《日华子》云:蛴螬虫,治胸下坚满,障翳瘀膜,治风疹。桑、柳树内收者佳,余处即不中。(《经史证类备急本草》卷第二十一)

白花蛇 味甘、咸,温,有毒。主中风,湿痹不仁,筋脉拘急,口面㖞斜,半身不遂,骨节疼痛,大风疥癞及暴风瘙痒,脚弱不能久立。(《经史证类备急本草》卷第二十二)

绿豆 味甘,寒,无毒。主丹毒,烦热,风疹,药石发动,热气奔豚,生研绞汁服。亦煮食,消肿,下气,压热,解石。(《经史证类备急本草》卷第二十五)

芜菁及芦菔 味苦,温,无毒。主利五脏,轻身益气,可长食之。芜菁子,主明目……《圣惠方》:治风疹入腹,身体强,舌干燥硬。用蔓荆子三两为末,每服温酒下一钱匕。(《经史证类备急本草》卷第二十七)

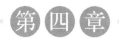

医 方 荟 萃

若风肿多痒,按之随手起,或隐疹方。

但令痛以手摩捋,抑按,日数度,自消。

又方:以苦酒磨桂,若独活,数敷之,良。(《肘后备急方》卷五《治痈疽疖乳诸毒肿方第三十六》)

麻黄汤 治小儿丹肿及风毒风疹方。

麻黄一两半,独活、射干、甘草、桂心、青木香、石膏、黄芩各一两。

上八味㕮咀,以水四升,煮取一升,三岁儿分为四服,日再。

又方:治小儿恶毒丹及风疹方。

麻黄、升麻、葛根各一两,射干、鸡舌香、甘草各半两,石膏半合。

上七味㕮咀,以水三升,煮取一升,三岁儿分三服,日三。

枳实丸 治小儿风瘙瘾疹方。

蒴藋、防风、羊桃、石南、秦椒、升麻、苦参、茵芋、芫花(一云茺蔚)、刺蒺藜、蛇床子、枳实、矾石各一两。

上十三味㕮咀,以浆水三斗,煮取一斗,去滓,纳矾令小沸,浴之。

泽兰汤 主丹及瘾疹入腹杀人方。

泽兰、川芎、附子、茵芋、藁本、莽草、细辛各十二铢。

上七味㕮咀,以水三升,煮取一升半,分四服,先与此汤,然后作余治。

(《备急千金要方》卷五下《少小婴孺方下·痈疽瘰疬第八》)

太傅白膏 治百病。伤寒咽喉不利,头项强痛,腰脊两脚疼,有风痹湿肿难屈伸,不能行步,若风头眩鼻塞,有附息肉生疮,身体隐疹风瘙,鼠漏瘰疬,诸疽恶疮,马鞍牛领肿疮,及久寒结坚在心,腹痛胸痹,烦满不得眠饮食,咳逆上气,往来寒热,妇人产后余疾,耳目鼻口诸疾悉主之。亦曰太一神膏方。

川椒、升麻(切)各一升,附子三两,巴豆、川芎各三十铢,杏仁五合,狸骨、细辛各一两半,白芷半两,甘草二两,白术六两。

一方用当归三两。

上十二味㕮咀,苦酒淹渍一宿,以猪脂四斤微火煎之,先削附子一枚,以绳系着膏中,候色黄膏成,去滓。(《备急千金要方》卷七《风毒脚气方·诸膏第五》)

石南汤 治六十四种风,淫液走入皮中如虫行,腰脊强直,五缓六急,手足拘挛,瘾疹搔之作疮,风尸身痒,卒面目肿起,手不得上头,口噤不能言方(方见《第八卷·风懿》篇中。此方但是瘾疹,悉服之瘥)。

石南、干姜、黄芩、细辛、人参各一两,桂心、麻黄、当归、芎䓖各一两半,甘草二两,干地黄十八铢,食茱萸三十铢。

上十二味,㕮咀,以水六升、酒三升,煮取三升,分三服,大汗勿怪。

治风瘙瘾疹,心迷闷乱方。

天雄、牛膝、桂心、知母各四分,栝蒌根、白术各五分,防风六分,人参、干姜、细辛各三分。

上十味为末,酒服半钱匕,加至一匕为度。

治瘙痒皮中风虚方。

枳实三升,松叶(切)一升,独活、苁蓉、黄芪、秦艽各四两,丹参、萆薢各五两。

上八味㕮咀,以酒二斗浸六宿,每服二合,日二,稍加之。

又方:大豆三升,酒六升,煮四五沸,每服一盏,日二。

又方:牛膝为末,酒下方寸匕,日三。并治骨疽癞病及痞瘤。

又方:芥子为末,浆服方寸匕,日三。

又方:白术为末,酒服方寸匕,日三。

治小儿患瘾疹入腹,体肿强而舌干方。

芜菁子为末,酒服方寸匕,日三。

治风瘙瘾疹方。

白术三两,戎盐、矾石各半两,黄连、黄芩、细辛、芎䓖、茵芋各一两。

上八味㕮咀,以水一斗,煮取三升洗之,日三,良。

又方:马蔺子、萆薢、矾石、茺蔚子、蒺藜子、茵芋、羊桃、扁竹各二两。

上八味㕮咀,以浆水二斗,煮取一斗二升,纳矾石洗之,日三。

又方:菵藋、防风、羊桃、石南、茵芋、芫花、蒺藜、矾石各一两。

上八味㕮咀,以浆水一斗,煮取五升,去滓,纳矾石令小沸,温浴之。

又方:蛇床子二升,防风二两,生蒺藜二两。

上三味㕮咀,以水一斗,煮取五升拭患上,日三五遍。

治瘾疹痒痛方。

大黄、升麻、黄柏、当归、防风、芍药、黄芩、青木香、甘草各二两,枫香五两,芒硝一两,地黄汁一升。

上十二味㕮咀,以水一斗,煮取三升半,去滓,下芒硝令消,帛染拓病上,一炊久,日四五度。

治举体痒痛如虫啮,搔之皮便脱落作疮方。

蒺藜子三升,蛇床子、茺蔚子各二升,大戟一斤,大黄二两,矾石三两,防风五两。

上七味㕮咀,以酒四升,水七升,煮取四升,去滓,纳矾石,以帛染拭之。

治风瘙肿疮痒在头面,拓洗方。

大黄、芒硝各一两,莽草半两,一云甘草三两,黄连一两半,黄芩二两,蒺藜子五合。

上六味㕮咀,以水七升,煮取三升,去滓,下芒硝,以帛染拓洗之,日一度,勿近目。

治身体赤瘾疹而痒,搔之随手肿起方。

莽草半两,当归、芎䓖、大戟、细辛、芍药、芫花、川椒、附子、踯躅各一两,猪膏二升半。

上十一味㕮咀,酒渍一宿,猪膏煎之,候附子色黄膏成,去滓,敷病上,日三。

青羊脂膏 治风热赤疹,搔之随手作疮方。

青羊脂四两,甘草、芍药各三两,寒水石、白芷、白及、黄芩、防风、黄芪、升麻各四分,竹叶(切)、石膏各一升。

上十二味㕮咀,先以水八升,煮石膏,竹叶,取四升,去滓,浸诸药,以不中水猪脂二升合煎,膏成敷病上,良。

治瘾疹,百疗不瘥者方。

黄连（切）、芒硝各五两。

上二味以水六升，煮取半，去滓洗之，日四五度。

治风瘙瘾疹，心迷闷乱方。

巴豆二两，以水七升，煮取三升，以故帛染汁拭之。大人、小儿以意加减。

又方：矾石二两为末，酒三升渍令消，以帛染拭病上。

又方：吴茱萸一升，酒五升，煮取一升半，帛染拭病上。

治风瘙瘾疹方。

酪和盐熟煮摩之，随手即消，良。

又方：石灰淋取汁洗之，良。

又方：白芷根叶煮汁洗之。

治瘾疹百疗不瘥者方。

景天一升，一名慎火草，细捣取汁敷上，热炙手摩之，日三度，瘥。

治暴气在表攻皮上瘾疹作疮方。

槐枝叶煮洗之。

治小儿患瘾，疹入腹，体肿强而舌干方。

蚕沙二升，水二升煮，去滓，洗之，良。

又方：车前子为末，粉之，良。

又方：盐汤洗过，以蓼子挼敷之。

又方：灸曲池二穴，小儿随年壮。发即灸之，神良。（《备急千金要方》卷二十二《痈肿毒方·瘾疹第五》）

治小儿手足身体肿方。

以小便温暖渍之良。

又方：并治瘾疹，巴豆（五十枚，去心、皮）。

上一味，以水三升煮取一升，以绵纳汤中拭病上，随手减。神良。

治小儿风疮瘾疹方。

蒴藋一两，防风一两，羊桃根一两，石楠一两，茵芋一两，芫蔚一两，矾石一两，蒺藜一两。

上八味，切，以酢浆水一斗，煮取五升，去滓，纳矾石，煎令小沸，温浴之（《千金》有秦椒、苦参、蛇床、枳实、升麻，为十三味）。（《千金翼方》卷第十一

《小儿杂治法第二》)

石楠汤,主瘾疹方。

石楠、干姜、黄芩、细辛、人参各一两,桂心、当归、芎䓖各一两半,甘草二两,干地黄三分,食茱萸五分,麻黄(去节)一两半。

上一十二味㕮咀,以酒三升,水六升,煮取三升,分三服,取大汗,慎风冷,佳。

又方:酪和盐热煮摩之手下消。

又方:白芷根叶煎汤洗之。

治风瘙瘾疹烦心闷乱方。

天雄(炮,去皮)、牛膝、知母各一两,栝蒌五分,白术二两,人参半两,干姜、细辛、桂心各三分,防风一两半。

上一十味,捣筛为散,酒服半钱匕,日再夜一,以知为度,稍增至一钱匕。

治大人小儿风疹方。

白矾二两,末之。

上一味,以酒三升,渍令消,拭上愈。

又方:吴茱萸一升。

上一味,以酒五升,煮取一升半,拭上。

治风痹瘾疹方。

大豆三升,酒六升。

上二味,煮四五沸,服一杯,日三。

治风痹瘾疹洗汤方。

蛇床子二升,防风、生蒺藜各二斤。

上三味,切,以水一斗,煮取五升,以绵拭上,日四五度。

又洗汤方。

黄连、黄芩、白术各二两,戎盐、矾石各半两,细辛二两,芎䓖、茵芋各一两。

上八味,切,以水一斗,煮取三升,洗之,日三度。

又洗汤方。

马兰(一作马兰子)、蒴藋、茺蔚子、矾石、蒺藜、茵芋、羊桃根、萹蓄各二两。

上八味，切，以醋酱二斗，煮取一斗二升，纳矾石洗之，日三度。

治曝风气在上，表皮作瘾疹疮方。

煮槐枝叶以洗之，灸疮，火疮亦愈。

青羊脂膏 主风热赤疹痒，搔之逐手作疮方。

青羊脂四两，芍药、黄芩、黄芪、白芷、寒水石各一两，竹叶（切）一升，石膏（碎）一斤，白及、升麻、防风、甘草（炙）各三分。

上一十二味，切，先以水一斗，煮石膏、竹叶，取五升，合渍诸药，以不中水猪脂二升，合煎白芷黄，膏成，以敷之。

灸法：以一条艾蒿长者，以两手极意寻之著壁，立两手并蒿竿拓著壁伸十指，当中指头，以大艾炷灸蒿竿上，令蒿竿断，即上灸十指，瘥，于后重发，更依法灸，永瘥。

枫香汤 主瘾疹方。

枫香一斤，芎䓖、大黄、黄芩、当归、人参、射干、甘草（炙）各三两，升麻四两，蛇床仁二两。

上一十味，切，以水二斗，煮取七升，适冷暖分以洗病上，日三夜二。

地榆汤 主瘾疹发疮方。

地榆三两，苦参八两，大黄、黄芩各四两，黄连、芎䓖各二两，甘草（炙）六两。

上七味，切，以水六斗，煮取三斗，洗浴之，良。

又方：大黄、当归、升麻、防风、芍药、青木香、黄芩、甘草（炙）各二两，枫香五两，黄柏、芒硝各三两，地黄汁一升。

上一十二味，切，以水一斗，煮取三升半，去滓，纳芒硝令烊，帛拓病上一炊久，日四五，夜二三，主瘾疹痛痒，良。

治瘾疹痛痒，搔之逐手肿方。

当归、芎䓖、大戟、细辛、芍药、附子（去皮）、芫花、踯躅、椒各一两，莽草半两。

上一十味，切，以苦酒浸药一宿，以猪膏二升半煎，三上三下，膏成，去滓，敷病上，日三夜一。（《千金翼方》卷第十七《中风下·瘾疹第三》）

《深师》疗十种疹散方。

鬼箭、甘草(炙)、白蔹、白术、矾石(熬)各一两,防风二两。

上六味捣筛,以菜米粉五合极拭身,以粉纳药中捣合。一服五分匕,日三,中间进食。不知,增之。忌海藻、菘菜、桃李、雀肉等(出第十卷中)。

《崔氏》疗风疹遍身方。

麻黄(去节)、生姜各三两,防风二两,芎䓖、芍药、当归、蒺藜子、甘草(炙)、独活、乌喙、人参各一两。

上十一味切,以水九升,煮取二升八合,绞去滓,分温三服讫。进粥食三日。慎生冷酢滑、猪肉、冷水、海藻、菘菜(出第四卷中)。

《延年》涂风疹,蒴藋汤方。

蒴藋根(切)、蒺藜子、羊桃(切)、楮枝(切)、茺蔚子、石盐各半升,辛夷仁、矾石各三两。

上八味切,以水一斗,煮取三升,去滓,纳盐搅消,用涂风疹,上下涂之(一方有菟藿)。

又方:取枳实以醋渍令湿,火炙令热,适寒温,用熨上即消(文仲处,并出第十卷中)。

《元侍郎希声集》疗卒风疹秘验方。

石灰随多少,和醋浆水涂疹上,随手即减(出第一卷中)。

《近效》疗风疹方。

生葱一大束,三尺以上围者,并根须盐三大升,以香浆水三石,煮取两石并大斗,于浴斛中适冷热浸。虽积年患者,不过三两度浸,必瘥。(《外台秘要》卷第十五《瘾疹风疹一十三首》)

《深师》疗风搔①瘾疹如漆疮连心中闷方。

天雄(炮)、蜈母(知母也)、牛膝各四分,防风六分,桂心、干蓝、细辛、人参各三分,栝蒌五分,白术八分。

上十味,捣筛。先食服半钱匕,日再,不知,稍增之。忌猪肉、生葱、生菜、桃李、雀肉等。

---

① 搔:当作"瘙",后同。

又疗风搔身体瘾疹粉散方。

乌头（炮）、桔梗、细辛、白术各一两。

上四味，捣筛。以铅朱为色粉四升和，令调，以粉身（《范汪》同，并出第十卷中）。

《延年》蒴藋膏，主身痒风搔瘾疹方。

蒴藋根（切）、蒺藜子各一升，附子、独活、犀角屑、蔷薇根、白芷、防风、苦参、白及、升麻、白蔹、防己各三两，川椒、莽草、青木香、蛇床子、蛇衔草各二两，芫蔚子（切）一升，枳实（炙）五枚，茵芋（切）二两半。

上二十一味，切，以苦酒渍令淹匝一宿，明旦铜器中炭火上，用猪膏五升煎，令三上三下，以候白芷色黄，膏成，绞去滓，纳不津器中，用摩风疹（张文仲同）。

又芫蔚浴汤，主身痒风搔，或生瘾疹方。

芫蔚、蒺藜、羊桃、蒴藋根（苗亦得）、漏芦蒿各一斤，盐三斤。

上六味，切，以水三石，煮取二石五斗，去滓，纳盐令消，适寒温，先饱食，即入浴，能良久浸最好，每至夜即浴，浴讫即卧，慎风如法（并出第十三卷中）。（《外台秘要》卷第十五《风搔身体瘾疹方五首》）

《延年》牡丹膏，主项强痛头风搔疹痒风肿方。

牡丹皮、当归、芎䓖、防风、升麻、防己、芒硝各六分，芍药、细辛、干姜、犀角屑、漏芦、蒴藋、零陵香各四分，杏仁（去两仁、皮、尖，碎）、栀子仁、黄芩、大黄、青木香各三分，竹沥二升。

上二十味，切，以竹沥渍一宿，醍醐三升半，煎于火上三下三上，候芍药黄，膏成，绞去滓，以摩病上。

又犀角竹沥膏，主风热发即头项脉掣动急强，及热毒疹痒方。

犀角屑十二分，升麻八分，蒴藋根、秦艽、独活、白及、菊花、白术、防己、白芷、当归、防风、芎䓖、青木香、寒水石（碎）、苦参、漏芦根各四分，蒺藜子二合，莽草二分，枳实（四破）二枚，栀子仁七枚，竹沥三升，吴蓝一两。

上二十三味，切，以竹沥渍一宿，明旦于炭火上，和猪脂五升煎，令九上九下，以候白芷色黄，膏成，绞去滓，纳于不津器中，用摩风处，日三（张文仲同，并出第七卷中）。

《肘后》枳实丸,疗热风头面痒,风疹如癫方。

枳实(炙)六分,天门冬(去心)、独活、蒺藜仁、防风、桔梗各五分,黄连、薏苡仁各四分,菌桂一分半。

上九味捣筛,蜜和丸如梧子,饮服十五丸,日再,如能以酒和饮之,益佳,不限食之前后,以意加减,忌鲤鱼、生葱、猪肉、冷水(出第四卷中。一方有人参五分)。(《外台秘要》卷第十五《风热头面疹痒方四首》)

《深师》疗风瘾疹或发疮,甚则胸急满,短气欲吐方。

茵芋(泰山者,炙)七分,芎䓖、乌头(炮)、防风、白蔹、干姜各三分,桂心二分。

上七味捣下筛为散,服半钱匕,日再,忌猪肉、生葱。

又疗瘾疹烦满及血不止方。

取新湿马矢绞取汁,服二升,微者一升立愈,若干者水湿取汁(并出第十卷中)。

《延年》疗风疹痒闷,搔之汁出生疮,洗汤方。

苦参一小斤,漏芦根一小斤,枳实五小两,蒺藜一小斤,楮茎叶(嫩者)一小斤。

上五味切,以清浆水二升,煮取一大升,以绵沾拭痒处,日八九度讫,以粉粉拭处,瘥。

又枳实丸,主风热气发,冲头面热,皮肤生风疹,瘙痒盛生疮,不能多食方。

枳实(炙)、蒺藜子、苦参各六分,人参四分,独活、天门冬(去心)、菌桂各三分,白术四分。

上八味捣筛,蜜和丸如梧子,一服十丸,用薄酒下,日二,加至十五丸,忌蒜、热面、鲤鱼、桃李、雀肉、生葱(并出第十卷中)。

又升麻犀角膏,疗诸热风毒气痒,冲出皮肤,搔即瘾疹赤起,兼有黄水出,后结为脓窠疮,悉主之方。

升麻、犀角屑、白蔹、漏芦、枳实(炙)、连翘、生蛇衔草、干姜、芒硝(研汤成下)各二两,黄芩三两,栀子(擘)二十枚,蔄蒬根四两,玄参三两。

上十三味切,以竹沥二升渍一宿,以成炼猪脂五升,煎令竹沥水气尽,绞去滓,纳芒硝搅令凝,膏成。用摩患处日五六度,益佳(文仲同)。

《近效》疗风热结疹,搔之汁出,痒不可忍方。

麻黄根五两,蛇床子四两,蒺藜子、矾石(熬)各二两,白粉二小升。

上五味捣筛,生绢袋盛,痒即粉之,此方甚良。(《外台秘要》卷第十五《风搔瘾疹生疮方六首》)

《延年》蒺藜子丸　疗热风冲头面,痒如虫行身上,时有风疹出,除风热消疹,兼补益,坚筋骨,倍气力,充实方。

蒺藜子六分,黄芪、独活、白芷、防风、薯蓣各三分,枳实(炙)、人参、黄连各四分,葳蕤、地骨白皮各二分,桂心一分。

上十二味捣筛,蜜和为丸如梧子,一服十丸,酒下,日二服,加至十五丸,中间欲服术煎及黄连丸并无妨,忌猪肉、生葱(张文仲处出第三卷中)。(《外台秘要》卷第十五《风身体如虫行方四首》)

治肺脏风毒,皮肤瘙痒,疮疥瘾疹。宜服白花蛇丸方。

白花蛇(酒浸,去皮,骨炙微黄)二两,人参(去芦头)一两,玄参一两,沙参(去芦头)一两,丹参一两,苦参(锉)一两,枳壳(麸炒微黄,去瓤)半两,黄芩半两,防风(去芦头)半两,白蒺藜〔微(麸)炒,去刺〕一(半)两,漏芦半两,川大黄(锉碎,微炒)半两,秦艽(去苗)半两,白鲜皮半两,甘草(炙微赤,锉)半两。

上件药捣罗为末,炼蜜和,捣三二百杵,丸如梧桐子大,每服,不计时候,以温酒下三十丸。(《太平圣惠方》卷第六《治肺脏风毒皮肤生疮瘙痒诸方》)

治风瘾疹,遍身痒痛,心胸满闷,宜服羚羊角散方。

羚羊角屑一两,白鲜皮一两,黄芩三分,防风(去芦头)一两,人参(去芦头)三分,杏仁(汤浸,去皮、尖、双仁,麸炒微黄)三分,麻黄(去根、节)一两,羌活一两,白蒺藜(微炒,去刺)一两,甘草(炙微赤,锉)一两,生干地黄三分,枳壳(麸炒微黄,去瓤)半两。

上件药,捣粗罗为散,每服四钱,以水一中盏,煎至五分,去滓,入酒一合,更煎一两沸,不计时候温服。

治风瘾疹,心闷,犀角散方。

犀角屑一两，川升麻一两，玄参一两，防风（去芦头）一两，白鲜皮一两，景天花一两，白蒺藜（微炒，去刺）一两，人参（去芦头）一两，沙参（去芦头）一两，甘草（炙微赤，锉）半两，马牙硝、牛黄（细研）一分。

上件药，捣细罗为散，研入牛黄令匀，每服不计时候，以竹叶汤调下二钱。

治风瘾疹，累医不效，鬼箭羽散方。

鬼箭羽一两，白蔹一两，白蒺藜（微炒，去刺）一两，白矾（烧令汁尽）一两，防风（去芦头）二两，甘草（炙微赤，锉）一两。

上件药，捣细罗为散，以粟米粉五合，拭身了，不计时候，以温水调下二钱。

又方：漏芦一两，防风（去芦头）二两，川大黄（锉碎，微炒）二两，苦参（锉）三两，枳壳（麸炒微黄，去瓤）三两，乌蛇（酒浸，去皮、骨，炙令黄）二两。

上件药，捣罗为末，炼蜜和，捣三二百杵，丸如梧桐子大，每于食后，以温浆水下三十丸。

治风瘾疹不可忍，枫香丸方。

枫香一两，川乌头（炮裂，去皮、脐）半两，藁本半两，白蒺藜（微炒，去刺）一两，仙灵脾半两，小荆子半两，莽草（微炙）半两，赤箭半两，白鲜皮一两，景天花半两，蛇床子一两，羚羊角屑一两。

上件药，捣罗为末，炼蜜和，捣三二百杵，丸如梧桐子大，每于食后，以温浆水下三十丸。

治风瘾疹结肿，攻冲遍身，发热痒痛，及治筋脉挛急，乌蛇膏方。

乌蛇一两，天麻半两，附子半两，白附子（僵蚕）半两，乌喙半两，天南星半两，桂心半两，细辛半两，吴茱萸半两，羌活半两，当归半（一）两，苍术半两，防风半两，牛膝半两，汉椒半两，干蝎半两，木鳖子一两，枳壳一两，大黄一两，白芷半两。

上件药，并生用，细锉，以头醋半升，拌浸一宿，用腊月炼成猪脂二升（斤），于铛中入药，以慢火煎，看白芷变黄紫色，下火，滤去滓，令净，入于瓷合中盛之，用摩涂于所患处立效。

治风瘾疹，如茧栗，宜用野葛膏方。

野葛一两，附子（去皮、脐）三两，牛李子并根五两。

上件药，并生用，锉如大豆许，醋浸淹一宿，用腊月炼成猪脂一斤，下药同于银石锅中，慢火煎，待附子色黄赤，下火滤去滓，入瓷合中收，每用摩于所患处，频用之效。

治风身体生瘾疹，宜用蒴藋根汤洗之方。

蒴藋根五两，蒺藜苗五两，景天半（五）两，蛇床子二两，玉屑三两。

上件药，都以水一斗五升，煮取一斗，去滓，看冷热，洗所患处，日再用，药水冷即暖用之。

治赤白风瘾疹，宜用蒴藋煎涂方。

蒴藋根五两，白蒺藜三两，兔藿三两，羊桃三两，虎杖三两，盐二两，辛荑二两，白矾二两。

上件药，锉，并生用，都捣筛令匀，每用药五两，以水一斗，煮取二升，去滓，更煎至半升，每用绵蘸药涂于患处，频涂之效。

治风瘾疹，宜用地骨白皮汤拭之方。

地骨白皮半斤，白杨皮半（四）两，盐一两，白矾末一两。

上件药，细锉，捣筛和匀，每用药五两，以水九升，煎取二升，去滓，更煎至一升，收瓷器中，用绵蘸拭所患处，五七度瘥。

治风气壅滞，遍身疮疹，宜淋浴方。

枳壳（生用）三两。麻黄根一斤，蒴藋一斤，椒（去目）二两。

上件药，锉，都以水五斗，煎至五七沸，去滓，看冷暖淋浴，汗出宜避风，每日一浴。

治风瘾疹，淋洗方。

马兰子二两，蒴藋二两，茺蔚子二两，白蒺藜二两，羊桃根二两，萹竹二两，茵芋三两，白矾（研，后入）二两。

上件药，锉，以醋浆水一斗，煮取五升，去滓，内白矾洗之。

又方：蛇床子一升，防风五两，白蒺藜一斤。

上件药，以水一斗五升，煮取三升，去滓，渍绵拭之，日四五度瘥。

又方：黄连三两，川朴硝三两，凌霄花二两。

上件药，以水七升，煮取三升，去滓，浸绵拭之。

治风瘾疹，顽痒，宜用杏叶煎揩拭方。

杏叶（切）五升，蒴藋根（切）一斤（升）。

上件药，以水一斗半，煮取二升，去滓，用绵浸药汁揩拭所患处，日三两度效。

治风瘾疹,宜用柳蚛屑浴汤方。

柳蚛屑一斤,蒴藋根一斤,黄栌木(锉)一斤,盐二合。

上件药,都以水五斗,煎至三斗,去滓,暖室中看冷热,洗浴后,宜避风。

治风肿及瘾疹方。

白矾一两,石灰一两。

上件药,合和研令匀,以生姜自然汁调,如稀糊,薄涂患处,日二上效。

又方:巴豆(去皮)五十枚。

上件药,以水二(三)升,煮取一升,以绵浸汤中,适寒温以拭病上,随手而退,神效。

治风疹入腹,身体肿强,舌干燥硬方。

蔓菁子三两。

上捣罗为末,每服,以温酒调下一钱。

治风疹,痒不止方。

芸薹菜三握。

上细切研烂,绞取汁,于疹上熟揩之,时上药揩令热彻,又续煎椒汤洗。

又方:枳壳(麸炒微黄,去瓤)三两。

上件药,捣细罗为散,每服三钱,以水一中盏,煎至六分,去滓,不计时候温服。

又方:白蜜一合,酒二合。

上二味和暖,空心服之。

又方:苦参(锉)五两。

上捣罗为末,炼蜜和丸,如梧桐子大,每于食后,以温水下三十丸。

又方:用景天一斤,捣绞取汁涂之。

又方:用酪五合,盐一两相和,煎过,摩瘾疹,随手便效。

又方:蛇脱皮一条。

上以水一升,煎取半升,以鸡翎一茎,汤热时,蘸药揩上即瘥。

治风瘾疹,百计不瘥,神效方。

白矾五两。

上件药,捣为末,以酒五合,小便一升,煎如稀膏,以绵蘸药于上,轻手揩之,令热彻入皮肤,其风疹须臾消散。

又方:大戟末五两,以水二斗(升)煮取一升涂之。

又方:蒴藋茎叶五斤,细锉,以水五斗,煮至三斗,去滓,看冷热,洗浴立瘥。

又方:蛇衔草,捣取汁涂之,瘥。(《太平圣惠方》卷第二十四《治风瘾疹诸方》)

治风皮肤瘾疹,及风热生毒疮,卷柏散方。

卷柏一两,犀角屑半两,天竹黄半两,枳壳(麸炒微黄去瓤)一两,赤箭半两,藁本五(半)两,羌活一两,防风(去芦头)半两,芎䓖半两,乌蛇(酒浸去皮骨炙令黄)二两,五加皮一两,麻黄(去根节)一两,黄芪(锉)半两,桑耳半两。

上件药,捣细罗为散,每服食前,以薄荷汤调下二钱,忌热面、鸡、猪、鱼、蒜等。

治风瘙,皮肤瘾疹,赤㾨瘙痒,随搔生疮,悉宜服丹参散方。

丹参一两半,人参(去芦头)一两,苦参(锉)一两,雷丸一两,牛膝(去苗)一两,防风(去芦头)一两,白附子(炮裂)一两,白花蛇(酒浸,去皮、骨,炙微黄)二两。

上件药,捣细罗为散,每于食前,煎甘草酒放温,调服二钱。

治风毒热气,上冲头面,及皮肤生瘾疹,搔痒成疮,心神烦躁,不思饮食方。

枳实(麸炒微黄)一两,白蒺藜(微炒,去刺)三分,苦参(锉)一两,人参(去芦头)三分,独活三分,天门冬(去心,焙)一两,桂心半两,白术半两。

上件药,捣罗为末,炼蜜和,捣三二百杵,丸如梧桐子大,每于食后,以温酒下三十丸。

治诸热风毒,气冲出皮肤,搔即瘾疹赤起生疮,兼有黄水结为脓窠痛,悉主之,升麻膏方。

川升麻一两,犀角屑一两,白蔹一两,漏芦一两,枳壳一两,连翘一两,蛇衔石一两,蓝叶一两,川芒硝一两,黄芩一两,栀子仁一两,蒴根一两,玄参一两,大黄一两。

上件药,细锉,以竹沥三升,拌令匀,经一宿,以成炼猪脂二斤,都煎,候白豉色焦黄,绞去滓,令凝,用摩患处,日六度瘥。

治风疹痒闷,搔之汁出生疮,洗汤方。

苦参五两,漏芦五两,枳壳五两,白蒺藜五两,楮树茎叶五两。

上件药,细锉,以水一斗,煎至二升,去滓,以绵蘸拭痒处,日七八度瘥。

治风瘙瘾疹,遍身皆痒,搔之成疮方。

茵陈(生用)五两,苦参五两。

上细锉,用水一斗,煮取二升,温热得所,蘸绵拭之,日五七度差。

又方:蚕砂一升。

上以水二斗,煮取一斗二升,去滓,温热得所,以洗之,宜避风。(《太平圣惠方》卷第二十四《治风瘙瘾疹生疮诸方》)

治风毒冲头面瘙痒,如虫行身上,时有风疹,心神烦闷。宜服白蒺藜丸方。

白蒺藜(微炒,去刺)一两,黄芪(锉)三分,独活三分,白芷半两,防风(去芦头)半两,薯蓣三分,枳实(麸炒微黄,去瓤)一两,人参(去芦头)三两,黄连(去须)一两,葳蕤半两,地骨皮半两,桂心半两。

上件药,捣罗为末,炼蜜和,捣三二百杵,丸如梧桐子大,每服不计时候,以温酒下二十丸。

治身体痒,瘙之或生瘾疹,如虫行浴方。

芜荑子五两,白蒺藜五两,羊桃根五两,苦参五两,蒴藋一斤,漏芦五两,盐三分(合)苍耳茎叶一斤,柳蚛末半斤。

上件药,锉,以水一硕,煎取七斗,去滓,饱食,看冷暖,浴浸之当汗出,水稍冷便出,宜避风,不过三上效。(《太平圣惠方》卷第二十四《治风身体如虫行诸方》)

夫妇人体虚,为风邪气客于皮肤,复逢风寒热折,则起风瘙瘾疹。若赤疹者,犹凉湿折于肌中之极热,热结成赤疹也。得天热则剧,取冷则瘥也。白疹者,由风气折于肌,肌中热,热与风相搏,所为白疹也。得天阴雨冷则剧,出风中亦剧,得晴暖则减,着衣暖亦瘥也。脉浮而洪,浮即为风,洪则为气,风气相搏,则生瘾疹,身体为痒。凡人汗出,不可露卧,及浴,使人身振寒热生风疹也。

治妇人风瘙，皮肤中如虫行，及生瘾疹，搔之作疮，面肿心烦，宜服蒺藜散方。

白蒺藜（微炒，去刺）三分，羚羊角屑三分，黄芩半两，细辛半两，人参（去芦头）半两，苦参（锉）半两，蛇床子半两，秦艽（去苗）半两，防风（去芦头）半两，麻黄（去根节）半两，当归（锉，微炒）半两，甘草（炙微赤，锉）半两，莽草（微炙）三分，枳壳（麸炒微黄，去瓤）半两。

上件药，捣筛为散，每服三钱，以水一中盏，煎至六分，去滓，不计时候温服。

治妇人风瘙，瘾疹遍身，搔痒，状若虫行，或发或歇，莽草散方。

莽草一两，麻黄（去根、节）三分，沙参（去芦头）三分，独活半两，黄芪（锉）半两，白蒺藜（微炒，去刺）三分，防风（去芦头）半两，芎䓖半两，犀角屑半两，天门冬（去心）三分，凌霄花半两，甘草（炙微赤，锉）半两。

上件药，捣筛为散，每服三钱，以水一中盏，煎至六分，去滓，不计时候温服。

治妇人风瘙，发则至头面皮肤生瘾疹，搔之成疮，乌蛇丸方。

乌蛇肉（酒拌，炒令黄）一两半，白蒺藜（微炒，去刺）一两半，苦参（锉）一两半，沙参（去芦头）一两，秦艽（去芦头）一两，独活一两，天门冬（去心，焙）一两半，莽草一两，蛇床子一两，白鲜皮一两，川大黄（锉碎，微炒）一两，枳实（麸炒微黄）一两。

上件药，捣罗为末，炼蜜和，捣三二百杵，丸如梧桐子大，每服不计时候，以荆芥汤下三十丸。

治妇人风瘙，皮肤生瘾疹，痒痛，或有细疮，苍耳丸方。

苍耳子二两，苦参二两，白蒺藜（微炒，去刺）二两，蝉壳（微炒）一两。

上件药，捣细罗为末，炼蜜和丸，如梧桐子大，每服不计时候，以温酒下二十丸。

治妇人风瘙身痒，主瘾疹，久不瘥，蒴藋膏方。

蒴藋根（锉）二两，白蒺藜一两，独活一两，附子（生，去皮、脐）一两，川椒半两，防风一两，犀角屑一两，漏芦一两，白芷二（一）两，苦参一两，川升麻一两，白及一两，汉防己一两，木香半两，枳实一两，茺蔚子一两，莽草一两，蛇衔草一两。

上件药,细锉,以醋浸一宿,明旦用。铛中入炼成猪膏三斤,纳药,于炭火上慢熬,候白芷色黄赤,膏成。去滓,入瓷器中盛,取涂摩之,日可三五上,瘥。

治妇人风瘙,遍身生瘾疹,痒搔之,随手肿起,莽草膏方。

莽草三分,当归一两,芎䓖一两,大戟一两,细辛一两,苦参二两,芫花一两,川椒一两,附子一两,踯躅花一两,景天一两,蒴藋根一两。

上件药,细锉,用炼成猪膏二斤,入药煎,候附子黄赤色,膏成,去滓,倾入瓷器中盛,涂于病上,日三用之。

治妇人风瘙,瘾疹身痒不止,宜用淋蘸方。

马蔺二两,蒴藋根一两,芜蔚子二两,白矾二两,白蒺藜一(二)两,茵芋二两,羊桃根二两,蓖麻叶一两,凌霄花二两。

上件药,细锉,以水二斗,煮取一斗,去滓,于避风处洗之。

又方:蛇床子半斤,景天半斤,蒺藜子半斤。

上件药,以水一斗,煮取五升,去滓,绵渍拭之,日四五度瘥。

又方:凌霄花三两,蒴藋根(锉)半斤。

上件药,以水七升,煮取三升,滤去滓,入白矾末二两,搅匀,以绵渍,频拭于疹上,后煮槐柳汤浴之。

又方:取苍耳花叶子等分,捣细罗为末,每服,以豆淋酒调下二钱。

又方:取景天捣绞取汁涂之。

又方:以醋浆水磨白矾涂之。(《太平圣惠方》卷第六十九《治妇人风瘙身体瘾疹诸方》)

夫小儿风瘙瘾疹者,由汗出解脱衣裳,风入腠理,与血气相搏,结聚相连,遂成瘾疹,风气止在腠理浮浅,其势微,故不肿不痛,但成瘾疹瘙痒也。

治小儿风瘙瘾疹,麻黄散方。

麻黄(去根、节)一两,川升麻一两,葛根(锉)一两,射干半两,鸡舌香半两,甘草(炙微赤,锉)半两,石膏三分。

上件药,捣粗罗为散,每服一钱,以水一小盏,煎至五分,去滓放温,量儿大小,分减服之。

治小儿风瘙瘾疹,壮热心躁,犀角散方。

犀角屑三分,川升麻三分,麦门冬(去心)三分,白蒺藜(微炒,去刺)三分,甘草(炙微赤,锉)三分。

上件药,捣粗罗为散,每服一钱,以水一小盏,煎至五分,去滓放温,量儿大小,分减服之。

治小儿风瘙瘾疹,黄芪散方。

黄芪(锉)三分,白鲜皮半两,防风(去芦头)二(一)分,黄芩三分,枳壳(麸炒微黄,去瓤)一分,甘草(炙微赤,锉)半两。

上件药,捣粗罗为散,每服一钱,以水一小盏,煎至五分,去滓放温,量儿大小,分减服之。

治小儿风瘙瘾疹,痒痛不止,枳实丸方。

枳实(麸炒微黄)三分,甘菊花半两,蛇床子一分,防风(去芦头)半两,天雄(炮裂,去皮、脐)一分,麻黄(去根、节)半两,漏芦一分,白薇一分,白蒺藜(微炒,去刺)半两,浮萍(干者)半两。

上件药,捣罗为末,炼蜜和丸,如绿豆大,每服,以温水下七丸,量儿大小加减服。

治小儿风瘙瘾疹,蒴藋汤浴方。

蒴藋二两,防风、羊桃根、石楠、秦艽、川升麻、苦参、茵芋、芫花、蒺藜子、蛇床子、黄矾、枳壳以上各一两。

上件药,细锉和匀,每用三两,以水一斗,煎至五升,去滓,看冷暖洗浴,避风。

治小儿风瘙瘾疹,心膈烦闷,茵芋汤浴方。

茵芋、防风、附子、牡蛎、莽草各半两。

上件药,细锉和匀,以水一斗,煮取六升,去滓,看冷暖洗浴,避风。

又方:柳树空中屑二分,蒴藋三两,黄芦二(三)两盐二合。

上件药,细锉和匀,每用三两,以水一斗,煮取五升,去滓,看冷暖洗浴,避风。

治小儿风瘙瘾疹,皮肤搔痒,宜用此方。

石楠叶二两,川椒半两。

上件药,以水一大盏,煎至五分,去滓,入硝石末半两,白矾末半两,搅令匀,以绵浸涂肿处,干即更涂之。

又方：景天草一(三)两,蓝叶五两。

上件药,捣绞取汁,涂于肿处,以热手摩之,日三两度用之。

消小儿风瘙瘾疹,心中闷乱方。

川芒硝二两。

上以清酒三大盏,煎至二盏,放温,洗儿痒处,候燥复洗之,痒瘥乃止,避风。

治小儿风瘙瘾疹方。

牛膝(去苗,微炙)三两。

上捣细罗为散,每服,以温水调下半钱,量儿大小,以意加减,日三服,若患瘘疮多年不瘥,以散敷之,兼治骨疽瘰疬疮,甚妙。

又方：上以白矾烧灰细研,以酒调涂之。

又方：上以虎脂摩之,即愈。(《太平圣惠方》卷第九十一《治小儿风瘙瘾疹诸方》)

龙脑天麻煎　治一切风及瘫缓风,半身不遂,口眼㖞斜,语涩涎盛,精神昏愦,或筋脉拘挛,遍身麻痹,百节疼痛,手足颤掉,及肾脏风毒上攻,头面虚肿,耳鸣重听,鼻塞口干,痰涎不利,下注腰腿,脚膝缓弱,肿痛生疮,又治妇人血风攻注,身体疼痛,面浮肌瘦,口苦舌干,头旋目眩,昏困多睡,或皮肤瘙痒,瘾疹生疮,暗风夹脑风,偏正头痛,并皆治之。

甜瓜子(汤洗令净)、浮萍草(拣,洗净)、川乌(炮,去皮、脐)、地榆(去苗,刮削令净)、黑参(洗净,焙)各五十两,天麻(去苗)一百两。

以上六味,为细末,用雪水、白沙蜜各一十五斤零一十两同化开,用绢袋子滤过,银、石器内慢火熬成稠膏。

生龙脑(研)八两,麝香(研)四两。

上为细末,除龙、麝外,用天麻乌头膏和搜令匀,放冷,入龙、麝,再搜令匀,入白内捣千百杵,搓为梃子,每服一皂荚子大,与薄荷同嚼,茶酒任下,不计时候,治瘫缓风,并服见效,如破伤风,黑豆淋酒下,要发汗,用煨葱、热酒并服三服,常服亦得。

薄荷煎丸　消风热,化痰涎,利咽膈,清头目,治遍身麻痹,百节酸痛,头昏目眩,鼻塞脑痛,语言声重,项背拘急,皮肤瘙痒,或生瘾疹,及治肺热喉腥,脾热口甜，胆热口苦，又治鼻衄、唾血，大小便出血，及脱著伤风，并沐浴后，并可服之。

龙脑薄荷（取叶）十斤，防风（去苗）、川芎各三十两，缩砂仁五两，桔梗五十两，甘草（炙）四十两。

上为末，炼蜜为丸，每两作三十丸，每服一丸，细嚼，茶、酒任下。

皂角丸 治风气攻注，头面肿痒，遍身拘急，痰涎壅滞，胸膈烦闷，头痛目眩，鼻塞口干，皮肤瘙痒，腰脚重痛，大便风秘，小便赤涩，及咳嗽喘满，痰唾稠浊，语涩涎多，手足麻痹，暗风痫病，偏正头痛，夹脑风；妇人血风攻注，遍身疼痛，心怔烦躁，瘾疹瘙痒，并宜服之。

皂角（捶碎，以水一十八两六钱揉汁，用蜜一斤，同熬成膏），干薄荷叶、槐角（爁）各五两，青橘皮（去瓤）、知母、贝母（去心，炒黄）、半夏（汤洗七次）、威灵仙（洗）、白矾（枯过）、甘菊（去枝）各一两，牵牛子（爁）二两。

上为末，以皂角膏搜和为丸，如梧桐子大，每服二十丸，食后，生姜汤下。痰实咳嗽，用蛤粉䌷汁下；手足麻痹，用生姜薄荷汤下，语涩涎盛，用荆芥汤下，偏正头疼、夹脑风，用薄荷汤下。

消风散 治诸风上攻，头目昏痛，项背拘急，肢体烦疼，肌肉蠕动，目眩旋晕，耳啸蝉鸣，眼涩好睡，鼻塞多嚏，皮肤顽麻，瘙痒瘾疹，又治妇人血风，头皮肿痒，眉棱骨痛，旋晕欲倒，痰逆恶心。

荆芥穗、甘草（炒）、芎䓖、羌活、白僵蚕（炒）、防风（去芦）、茯苓（去皮，用白底）、蝉壳（去土，微炒）、藿香叶（去梗）、人参（去芦）各二两、厚朴（去粗皮，姜汁涂，炙熟）、陈皮（去瓤，洗，焙）各半两。

上为细末，每服二钱，茶清调下，如久病偏风，每日三服，便觉轻减，如脱着沐浴，暴感风寒，头痛身重，寒热倦疼，用荆芥茶清调下，温酒调下亦得，可并服之，小儿虚风，目涩昏困，及急、慢惊风，用乳香荆芥汤调下半钱，并不计时候。（《太平惠民和剂局方》卷之一《治诸风》）

追风应痛丸 一切风疾，左瘫右痪，半身不遂，口眼㖞斜，牙关紧急，语言謇涩，筋脉挛急，百骨节痛，上攻下注，游走不定，腰腿沉重，耳鸣重听，脚膝缓弱，不得屈伸，步履艰难，遍身麻痹，皮肤顽厚；又，妇人血风攻注，身体疼痛，面浮肌瘦，口苦舌干，头旋目眩，昏困多睡；或皮肤瘙痒，瘾疹生疮；暗风夹脑，偏正头疼,并治之。

威灵仙、狗脊(去毛)各四两,何首乌、川乌(炮,去皮、脐)各六两,乳香(研)一两,五灵脂(酒浸,淘去沙石)五两半。

上为末,酒糊为丸,每服十五丸,加至二十丸,麝香温酒吞下,只温酒亦得,食稍空服,常服轻身体,壮筋骨,通经活络,除湿去风,孕妇不可服。

磁石丸 治肾脏风毒上攻,头面浮肿,耳鸣眼暗,头皮肿痒,太阳穴痛,鼻塞脑闷,牙齿摇动,项背拘急,浑身瘙痒,瘾疹生疮,百节疼痛,皮肤麻痹,下注脚膝,筋脉拘挛,不能屈伸,脚下隐痛,步履艰难,并宜服之,常服能补益,去风明目,活血驻颜。

磁石(烧,醋淬二十遍,捣罗如粉)一十两,牛膝(酒浸,焙)六两,黄踯躅(炒)八两,川芎、肉桂(去粗皮)、赤芍药、黑牵牛(炒)各四两,草乌(炮,去皮、脐)十四两。

上为细末,酒糊为丸,每服三十丸,煨葱盐酒吞下,煨葱茶下亦得。偏正头疼,生葱茶下;妇人血风,浑身疼痛,头目眩晕,面浮体瘦,淡醋汤下,日进三服,大有神效。

胡麻散 治脾、肺风毒攻冲,遍身皮肤瘙痒,或生疮疥,或生瘾疹,用手搔时,浸淫成疮,久而不瘥,愈而复作;面上游风,或如虫行;紫癜、白癜、顽麻等风;或肾脏风攻注,脚膝生疮,并宜服之。

胡麻十二两,荆芥、苦参各八两,何首乌(洗,焙)十两,甘草(炙)、威灵仙各六两。

上为细末,每服二钱,薄荷茶点,食后服,或酒调蜜汤点亦得,服此药后,频频洗浴,贵得汗出而立效。(《太平惠民和剂局方》卷之一《续添诸局经验秘方》)

何首乌散 治脾肺风毒攻冲,遍身癣疥瘙痒,或生瘾疹,搔之成疮,肩背拘倦,肌肉顽痹,手足皲裂,风气上攻,头面生疮,及治紫癜、白癜、顽麻等风。

荆芥穗、蔓荆子(去白皮)、蚵蚾草(去土)、威灵仙(净洗)、何首乌、防风(去芦,叉)、甘草(炙)。

上件各五斤,捣,罗为末,每服一钱,食后,温酒调下,沸汤亦得。

桦皮散 治肺脏风毒,遍身疮疥,及瘾疹瘙痒,搔之成疮,又治面上风刺,及妇人粉刺。

杏仁(去皮、尖,用水一碗,于银铫子内熬,候水减一半以来,取出放令干)、荆芥穗各二两,枳壳(去瓤,用炭火烧存性,取出于湿纸上令冷)、桦皮(烧成灰)各四两,甘草(炙)半两。

上件药除杏仁外,余药都捣罗为末,却将杏仁别研令极细,次用诸药末旋旋入研令匀,每服二钱,食后,温酒调下,日进三服,疮疥甚者,每日频服。(《太平惠民和剂局方》卷之八《治疮肿伤折》)

熟干地黄丸 治妇人风虚劳冷一切诸疾,或风寒邪气留滞经络,气血冷涩,不能温润肌肤;或风寒客于腹内,则脾胃冷弱,不能克消水谷;或肠虚受冷,大便时泄;或子脏挟寒,久不成胎,月水不调,乍多乍少,或月前月后,或淋沥不止,或闭断不通,积聚癥瘕,面体少色,饮食进退,肌肉消瘦,百节酸疼,时发寒热,渐至羸损,带漏五色,阴中冷痛,时发肿痒,月水将行,脐腹先痛,皮肤皱涩,瘾疹瘙痒,麻痹筋挛,面生䵟黯,发黄脱落,目泪自出,心忪目眩;及产后劳损未复,肌瘦寒热,颜色枯黑,饮食无味,渐成蓐劳,并皆治之。

熟干地黄(酒浸)、五味子(拣净)、柏子仁(微炒,别研)、芎藭各一两半,泽兰(去梗)二两一分,禹余粮(火烧红,醋淬七遍,细研)、防风(去芦,叉)、肉苁蓉(酒浸一宿)、白茯苓(去皮)、厚朴(去粗皮,姜汁炙)、白芷、干姜(炮)、山药、细辛(去苗)、卷柏(去根)各一两,当归(去芦,酒浸,炒)、藁本(去芦,洗)、甘草(炙)各一两三分,蜀椒(去目及闭口者,微炒去汗)、牛膝(去苗,酒浸一宿)、人参、续断、蛇床子(拣净,微炒)、芜荑(炒)、杜仲(去粗皮,炙黄)、艾叶(炒)各三分,赤石脂(煅,醋淬)、石膏(煅,研飞)各二两,肉桂(去粗皮)、石斛(去根)、白术各一两一分,紫石英(煅,醋淬,研飞)三两。

上件药,捣罗为末,炼蜜和,捣五七百杵,丸如梧桐子大,每服三十丸,温酒或米饮下,空心,食前服。常服养血补气,和顺荣卫,充实肌肤,调匀月水,长发驻颜,除风去冷,令人有子,温平不热无毒。妊娠不宜服之。(《太平惠民和剂局方》卷之九《治妇人诸疾》)

麦煎散 治小儿夹惊伤寒,吐逆壮热,表里不解,气粗喘急,面赤自汗,或狂言惊叫,或不语无汗,及瘾疹遍身,赤痒往来,潮热时行,麻豆疹子余毒未尽,浑身浮肿,痰涎咳嗽,或变急慢惊风,手足搐搦,眼目上视,及伤风涎喘头疼,并皆治之。

知母、地骨皮(拣净)、赤芍药、甘草(炙)、石膏、葶苈子、白茯苓(去皮)、杏仁(去皮、尖,麸炒)、人参、滑石各半两,麻黄(去根、节)一两半。

上为细末,每服一钱,麦子煎汤调下,如初生孩儿感冒风冷,鼻塞身热,喷嚏多嚏,每一字许,并用麦子煎汤下。(《太平惠民和剂局方》卷之十《续添诸局经验秘方》)

治遍身发痒如虫行,藁本散方。

藁本(去苗、土)、蒺藜子(炒,去角)、人参、白花蛇(酒浸,去皮、骨,炙)各三分,枳壳(去瓤,麸炒)、防风(去叉)、威灵仙各半两,防己一分。

上八味,捣罗为细散,每服一钱匕,食后温酒或荆芥汤调下。

治脾肺风毒攻皮肤瘙痒,或生疮癣,威灵仙散方。

威灵仙(去土)、防风(去叉)、羌活(去芦头)、甘草(炙)各一两,紫参半两,荆芥穗一分。

上六味,捣罗为细散,每服二钱匕,蜜汤调下,不拘时。

治皮肤风痒,昼夜不止,五白散方。

白附子(炮)、白僵蚕(炒)、白蒺藜(炒)、白鲜皮各一两,白花蛇(酒浸,去皮、骨,炙)三两。

上五味,捣罗为细散,每服一钱匕,空心临卧,温酒调下。

治风客皮肤,瘙痒麻痹,天麻丸方。

天麻、附子(炮裂,去皮、脐)、芎䓖、乌药、白附子(生用)各一两,荆芥穗八两,龙脑(别研)、麝香(别研)各一钱。

上八味,除别研外,捣罗为细末,拌匀炼蜜,丸如鸡头大,每服一丸,空心临卧温酒嚼下。

治皮肤风痒,疮癣瘑麻,冷痹热毒痛疖,四生丸方。

草乌头半两,白僵蚕、苦参、黑牵牛(并生用)各一两。

上四味,捣罗为细末,酒煮面糊丸,如梧桐子大,每服十五丸,温酒下,日三。

治风皮肤瘙痒麻痹,枳壳散方。

枳壳(去瓤,麸炒)二两,苦参、蒺藜子(炒,去角)、蔓荆实各一两。

上四味,为细散,每服二钱匕,温酒调下,不拘时。

治风瘙痒搔之成疮,荆芥散方。

荆芥穗、麻黄(去根、节,汤煮、掠去沫,焙)、羌活(去芦头)、独活(去芦头)各等分。

上四味,捣罗为细散,每服二钱匕,腊茶或温酒调下,食后临卧服。

治风疮痒,搔之成疮,丹麦丸方。

丹参、苦参、升麻各一两,黄芩(去黑心)、防风(去叉)各半两,枳壳(去瓤,麸炒)、乌头(炮裂,去皮、脐)各一两。

上七味,捣罗为细末,炼蜜丸如梧桐子大,每服三十丸,食后温浆水下。

治肺风皮肤瘙痒,或生瘾疹疥癣,苦参丸方。

苦参一斤,白英(去皮并子,椎碎)二斤,以水一斗,浸揉取浓汁,滤去滓,熬成膏。

上二味,捣苦参为细末,白英膏和丸,如梧桐子大,每服三十丸,荆芥薄荷酒下。

治风瘙痒,枳壳汤方。

枳壳(去瓤,麸炒)三两。

上一味,粗捣筛,每服三钱匕,水一盏,煎至七分,去滓温服。

治肺风热,皮肤疮癣瘙痒,秦艽丸方。

秦艽、乌蛇(酒浸,去皮、骨,炙)、苦参、升麻、枳壳(去瓤,麸炒)、黄芩(去黑心)、防风(去叉)各一两半,恶实(二合)、大黄(锉,炒)二两。

上九味,捣罗为细末,炼蜜和丸,如梧桐子大,每服三十丸,食后以温浆水下。

治热毒风攻,遍体瘙痒瘾疹,皮肤瘾痹,肢节疼痛,大肠不利,天麻散方。

天麻、防风(去叉)、羌活(去芦头)、甘菊花、杏仁(去皮、尖、双仁,炒令黄)各二两,甘草(炙,锉)一两。

上六味,捣罗为散,每服三钱匕,空心蜜酒调下,日再服。

治风热皮肤瘙痒,瘾疹生疮,如水疥,或如粟粒,天门冬丸方。

天门冬(去心,焙)二两,枳壳(去瓤,麸炒)三两,白术(锉)、人参各一两半,独活(去芦头)、苦参各一两一分。

上六味,捣罗为末,炼蜜丸如梧桐子大,每食后米饮下三十丸,日二服。

治风瘙痒如虫行,或瘰痹不仁,防风汤淋洗方。

防风(去叉)、益母草、苦参各三两,蒺藜子(炒)五两,荆芥穗、蔓荆实、枳壳(去瓤,麸炒)二两。

上七味,粗捣筛,每用三两水一斗,煎至八升,乘热淋洗患处。

治风皮肤瘙麻,疼痛瘙痒,莽草汤淋洗方。

莽草、藁本(去土)、桔梗(去芦头,炒)、地榆、谷精草、生干地黄、枳壳(去瓤,麸炒)各一两,蜂窝(细锉)一枚大者。

上八味,粗捣筛,每用三两水一斗,煎至八升,乘热淋患处。(《圣济总录》卷第一十一《风瘙痒》)

治风瘙瘾疹,搔之随手起,痒痛烦闷,麻黄汤方。

麻黄(去根、节)三两,防风(去叉)二两,芎䓖、乌喙(炮裂,去皮、脐)、独活(去芦头)、芍药、当归(切,焙)、蒺藜子(炒)、甘草(炙)、人参各一两。

上一十味,锉如麻豆,每服五钱匕,水一盏半,入生姜三片,煎至八分,去滓温服,日再。

治风瘙瘾疹,皮肤痒痛,心神烦闷,防风汤方。

防风(去叉)、黄芪(锉)、犀角(镑)、升麻、漏芦(去芦头)、秦艽(去土)各一两半,乌蛇(酒炙,去皮、骨)、芒硝(研)、枳壳(去瓤,麸炒)各二两。

上九味,粗捣筛,每服五钱匕,水一盏半,煎至一盏,去滓温服,日再。

治风瘙瘾疹,兼皮肤痛痒,苦参丸方。

苦参三两,防风(去叉)、枳壳(麸炒,去瓤)、乌蛇(酒浸,去皮、骨,炙)各二两,漏芦(去芦头)一两半,大黄(锉,炒)二两半。

上六味,捣罗为末,炼蜜和丸,如梧桐子大,每服二十丸,食后温浆水下日再。

治风瘙瘾疹,遍身肿起,或赤或白,痒痛难忍,乌蛇丸方。

乌蛇(酒浸,去皮、骨,炙焦)、干蝎(炒,去土)、白附子(炮)、天麻、防风(去叉)、麻黄(去根、节先煎,掠去沫,焙)各二两,五灵脂(炒)、白茯苓(去黑皮)、人参、槟榔(生用)各一两,肉豆蔻(去皮)五枚,牛黄(别研)一分,白僵蚕(炒)、阿胶(炙燥)、天南星(炮)、桂(去粗皮)各一两半。

上一十六味，将一十五味，捣罗为末，入牛黄研匀，炼蜜和丸，如赤小豆大，每服十五丸，食前温酒下，临卧再服。

治风瘙瘾疹，搔之愈甚，秦艽丸方。

秦艽（去苗土）、防己、松脂（炼成者）各一两半，枳壳（去瓤，麸炒）、蒺藜子（炒，去角）各二两半，苦参、白术、芎䓖、防风（去叉）、附子（炮裂，去皮、脐）、蒴藋、干姜（炮）各一两。

上一十二味，捣罗为末，炼蜜和丸，如梧桐子大，每用二十丸，温酒下，渐加至三十丸，早晚食前各一服。

治风瘙瘾疹，头面肿痒，枳实丸方。

枳实（去瓤，麸炒）一两半，天门冬（去心，焙）、独活（去芦头）、蒺藜子（炒）、人参、防风（去叉）、桔梗（炒）各一两一分，黄连（去须）、薏苡仁（炒）各一两，桂（去粗皮）半两。

上一十味，捣罗为末，炼蜜和丸，如梧桐子大，每服十五丸，粟米饮或温酒下，日再不拘时。

治风瘙皮肤瘾疹疼痛，雷丸散方。

雷丸、人参、苦参、牛膝（酒浸，切，焙）、白附子（炮）、防风（去叉）、白花蛇（酒浸，去皮、骨，炙）、甘草（炙，锉）各二两，丹参一两半。

上九味，捣罗为散，每服二钱匕，食前温酒调下。

治风瘙瘾疹，手足麻木，蔓荆实散方。

蔓荆实、何首乌各二两，羌活（去芦头）、威灵仙（去土）、荆芥穗、防风（去叉）各一两，苦参一分。

上七味，捣罗为散，每服二钱匕，温酒调下，日三不拘时。

治风瘙瘾疹，紫葳散方。

紫葳（去心，瓦上焙，凌霄花是也）一两，附子（炮裂，去皮、脐）半两。

上二味，捣罗为散，每服一钱匕，蜜酒调下，日二。

治风瘙瘾疹，皮肤肿痒，茵陈蒿散方。

茵陈蒿一两，荷叶半两。

上二味，捣罗为散，每服一钱匕，冷蜜水调下，食后服。

治风遍身瘾疹，搔痒麻木，醉仙散方。

胡麻、恶实（炒）、枸杞子、蔓荆实（四味同炒烟出）、蒺藜子（炒）、苦参、栝萎根、防风(去叉)各半两。

上八味,捣罗为细散,入轻粉一分和匀,每服一钱匕,食前茶清调下,日二夜一。

治风瘙皮肤瘾疹痒痛,或有细疮,蒺藜子散方。

蒺藜子(炒,去角)二两,枳壳(去瓤,麸炒)、荆芥穗、羌活(去芦头)、防风(去叉)各一两,苍术(米泔浸一宿,刮皮,锉,炒)四两。

上六味,捣罗为散,每服一钱匕,温酒或腊茶调下,不拘时。

治风瘾疹,经旬不解,石南酒方。

石南叶(去粗茎,生用)三两。

上一味,捣罗为末,每服半钱,至一钱匕,用酒三合,煎一沸,空心温服。

治风瘙瘾疹,三十年不瘥,松叶酒方。

松叶一斤。

上一味,细切,以酒一斗,煮取三升,日夜服尽,处温室中,衣复出汗即瘥。

治风瘾疹搔痒不止,白蜜酒方。

白蜜一合,酒二合。

上二味,相和煎暖,食前服。

治风瘙痒瘾疹,时时发动,麻黄汤方。

麻黄(去根、节,煎,掠去沫,焙)、桂(去粗皮)、黄连(去须)、当归(切,焙)、羌活(去芦头)、白芷各一两,王不留行、甘草(炙)、防风(去叉)、芎䓖、白蒺藜、天雄(炮裂,去皮、脐)各一两半,桑根白皮、石膏各二两,红蓝花(炒)半两。

上一十五味,锉如麻豆,每服三钱匕,水一盏,入生姜三片,煎至七分,去滓温服。

治风疹发歇不瘥,或赤或白,瘙痒至甚,蒺藜子汤方。

蒺藜子(炒,去角)二两,仙灵脾、防风(去叉)、芎䓖、草薢、白石脂、枳壳(去瓤,麸炒)各一两半,桂(去粗皮)、黄芩(去黑心)各半两,白术、麻黄(去根、节)、羌活(去芦头)、天雄(炮裂,去皮、脐)、羚羊角(屑)、黄连(去须)各一两,旋覆花(炒)三分。

上一十六味,锉如麻豆大,每服五钱匕,水一盏半,入生姜二片,乌梅肉半枣大,同煎至八分,去滓温服。

治皮肤中如虫行,口噤语涩,腰脊强直,手足拘挛,及身体瘾疹,抓之作疮,石南汤方。

石南、干姜(炮)、黄芩(去黑心)、细辛(去苗、土)、人参各一两,桂(去粗皮)、麻黄(去根、节)、当归(切,焙)、芎䓖、食茱萸各一两半,生干地黄(焙)三两,甘草(炙,锉)二两。

上一十二味,粗捣筛,每服五钱匕,水一盏,酒一盏,同煎至一盏去滓,空心热服日二。

治风瘙瘾疹,心中烦闷,天雄丸方。

天雄(炮裂,去皮、脐)一两,防风(去叉)一两半,牛膝(酒浸,切,焙)、桂(去粗皮)、干姜(炮)、细辛(去苗叶)、人参各三分,栝蒌根五分,白术二两。

上九味,捣罗为末,炼蜜和丸,如梧桐子大,每服二十丸,空腹米饮下日二。

治风瘾疹久不瘥,每发或先心腹痛,痰哕麻痹,筋脉不仁,小朱散方。

成块赤土(有砂石者不可用)、当归(切,焙)。

上二味,等分,捣罗为散,冷酒调下二钱匕,兼用涂药方。

慎火草(大叶者亦名景天花)、生姜(和皮不洗,等分研)、盐(量少许)。

上三味,涂摩痒处,如遍身瘾疹,涂发甚处自消。

治风瘾疹,蒴藋汤淋洗方。

蒴藋(切)一两。

上一味,以水三碗,煎五七沸,冷暖得所,洗患处。

治风瘙瘾疹,皮肤苦痒,搔之血出,蒴藋膏方。

蒴藋根(切)、蒺藜子(白者)、茺蔚草(切)各一升,附子(去皮、脐)、独活(去苗)、犀角(镑)、蔷薇根(锉)、白芷、防风(去叉)、苦参(锉)、升麻、漏芦、防己(锉)各三两,木香二两,蛇衔(草)二两,枳壳(去瓤)五枚,茵芋(去粗茎)一两半,蜀椒(去目并合口者)一两。

上一十八味,并生用,粗捣筛,以头醋浸令浥浥,一宿,先用铜石或银器,于炭火上,煎猪膏五斤,去滓膜,入药煎令小沸,约自辰至申,待白芷色黄,膏成停温去滓,内不津器中,取摩病处。

治风瘾疹色赤,蛇衔草敷之。

蛇衔草(不拘多少)。

上一味,取新者,烂捣敷之。

治风瘾疹,芒硝汤洗方。

芒硝(研)。

上一味,以热汤和,拭病上。

治风瘾疹,痒痛难任,芎藭粉摩方。

芎藭、白芷、麻黄根各二两,藿香一两,米粉二升。

上五味,捣罗为粉,摩病上。

治风赤白瘾疹,积年不愈,每发遍身肿,久恐入腹伤人,矾石涂方。

矾石(生,捣末)三两,清酒三升。

上二味,先煮酒令沸,次入矾石末,同煮如稀糊涂之。

治风赤胗,景天涂方。

景天生用一斤,慎火草是也。

上一味,捣研,绞取汁,涂胗上,热炙手熨之,瘥。

治风白胗,枳实熨方。

枳实(生用)八两。

上一味,捣碎,以醋浸,令浥浥炒热,用熟帛包裹,熨胗上,冷即易,分作两包子,更相炒熨尤佳。

治丹毒瘾疹,升麻膏方。

升麻、白薇、漏芦(去芦头)、连翘、芒硝、黄芩(去黑心)、蛇衔、枳壳(去瓤,麸炒)各三两,山栀子仁四十枚,蒴藋四两。

上一十味,细锉,以水三升,猪脂三升煎,候水涸去滓,干瓷器中盛,遇有疾涂之。

治身体赤瘾疹起,搔之成疮,莽草膏方。

莽草半两,当归(锉,炒)、芎藭、踯躅花、大戟、细辛(去苗叶)、赤芍药、芫花、附子(炮裂,去皮、脐)、蜀椒(去目并合口者,炒出汗)各一两,猪脂二升。

上一十一味,以猪脂煎,候附子色黄,膏成涂之。

治瘾疹马蔺浴汤方。

马蔺花、蒴藋、芜蔚子、矾石(烧,令汁枯)、蒺藜子(炒,去角)、茵芋、羊桃根、萹蓄各二两。

上八味,细锉,以浆水二斗,煎至一斗,去滓淋洗。

治瘾疹诸疗未瘥,白术浴汤方。

白术三两,戎盐、矾石(椎碎)各半两,黄连(去须)、黄芩(去黑心)、细辛(去苗叶)、芎䓖、茵芋各一两。

上八味,细锉,以水二斗,煮取一斗,去滓淋洗。

治风胗鬼箭汤方。

鬼箭、白蔹、白术、矾石(熬,令汁枯)、甘草(锉,炙)各一两,防风(去叉)二两。

上六味,粗捣筛,每服五钱匕,水一盏半,粟米粉二钱匕,同煎至七分,去滓,食后温服,兼用粉身。

治风瘙瘾疹,乌头粉方。

乌头(炮裂,去皮、脐)、桔梗(炒)、细辛(去苗叶)、白术各一两,铅丹(研)一两半。

上五味,捣研极细和匀,时用少许,粉身体瘙痒处。(《圣济总录》卷第一十一《风瘙瘾疹》)

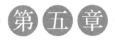

历 代 医 案

第一节 古 代 医 案

一、《江泽之医案》案

积湿成饮,积饮成痰。痰饮伏于肺胃之间。每早必痰涎出方适。肌肤瘾疹屡发,头眩身倦,脉象弦滑。拟用《外台》茯苓饮增味治之。

茯苓,党参,冬瓜子,苡仁,甘草曲,冬术,枳壳,地栗粉,蒺藜,陈皮(留白)。(《江泽之医案·痰饮》)

二、《幼科医验》案

一儿,伤食感冒,身热将愈,遍身发生淡红风块。自此而余邪尽泄,可无积泻之患矣。不必洗浴。

薄荷,防风,荆芥穗,羌活,山楂肉,蝉衣,甘草。(《幼科医验·卷上》)

三、《凌临灵方》案

长兄(六月)。感受暑风,扰于肺胃,吐泻交作,脘闷烦渴,身热无休,肌肤已现风疹,未得宣达,神烦不寐,全无汗出,脉弦滑数,胎黄糙。治宜辛凉宣解。

羚角片,嫩薄荷,青蒿子,鲜竹茹,万氏清心丸,连翘,川郁金,纯钩,车前草,牛蒡,鲜斛,象贝,银花露。(《凌临灵方·暑风兼疹》)

四、《素圃医案》案

汪大扶兄,年四十五,善饮贪凉,此素性也。雪途昏仆于地,抬归始醒,即遍身拘挛,腰足冷痛,手足不能举,已具六经形证,此真中风也。先医者作虚治而用人参,困顿于床。后延余治,脉弦而沉紧,此凤昔之风,加以雪天新中于寒,两邪并发,致昏厥而仆,风寒未解,何用补为? 余以桂枝、细辛、羌活、附子、赤芍、干姜、半夏、甘草小续命汤加减,温里解表。五六日邪气外出,脉略浮弦,而增咳嗽,再加麻黄、杏仁,续续得汗而痛减。将一月,身发瘾疹作痒,外解而痊。(《素圃医案》卷三《诸中证治效》)

【按】此案身发瘾疹乃治疗中风感寒过程中病情向好之征。

五、《临证指南医案》案

案1 龚(六十)。暑必挟湿……又脉神颇安,昨午发疹,先有寒战。盖此病起于湿热,当此无汗,肌腠气窒,至肤间皮脱如麸,犹未能全泄其邪。风疹再发,乃湿因战栗为解。一月以来病魔,而肌无膏泽,瘦削枯槁。古谓瘦人之病,虑涸其阴,阴液不充,补之以味。然腥羶浊味,徒助上焦热痰,无益培阴养液。况宿滞未去,肠胃气尚窒钝,必淡薄调理。上气清爽,痰热不至复聚。从来三时热病,怕反复于病后之复,当此九仞,幸加意留神为上。

元参心,细生地,银花,知母,生甘草,川贝,丹皮,橘红(盐水炒),竹沥。

此煎药方,只用二剂可停。未大便时,用地冬汁膏。大便后,可用三才汤。(《临证指南医案》卷五《暑》)

案2 某(十九)。风块瘙痒,咳嗽腹痛,邪著表里。当用双和。

牛蒡子、杏仁,连翘,桔梗,桑枝,象贝母。

煎药送通圣丸。(《临证指南医案》卷五《癍痧疹瘰》)

案3 金。气血久郁成热,脘胁痞闷不通,常有风疹腹痛,瘀痹已深。发时宜用通圣一剂,半时以通调气热之郁。

土栝蒌皮、枇杷叶、黑山栀、郁金、桃仁、杏仁。(《临证指南医案》卷六《郁》)

案4 某。胃痛已久,间发风疹。此非客气外感,由乎情怀郁勃。气血少于流畅,夫思虑郁结,心脾营血暗伤。年前主归脾一法,原有成效。今食减形瘦,当培中土,而理营辅之。

异功加归芍,用南枣肉汤泛丸。(《临证指南医案》卷八《胃脘痛》)

案5 陈。脉左数实,血络有热,暑风湿气外加,遂发疹块,壅肿瘙痒,是属暑疡。

杏仁,连翘,滑石,寒水石,银花,晚蚕砂,黄柏,防己。(《临证指南医案》卷八《疮疡》)

案6 某。经迟腹痛，风疹络血不宁，久郁成热，法当通利（血络郁热腹痛）。

凉膈去芒硝，加丹皮、赤芍。（《临证指南医案》卷九《调经》）

案7 某。经漏三年……又两进柔润清补颇投，询知病由乎悲哀烦劳，调理向愈，继因目病，服苦辛寒散太过，遂经漏淋带。年前七八日始净，今则两旬而止。此奇脉内乏，前议非诬，据述周身累现瘾疹痞瘰。

瘙痒不宁，想脂液久渗，阴不内营，阳气浮越，卫怯少固，客气外乘。凡六淫客邪，无有不从热化。《内经》以疮痏诸病，皆属于火。然内症为急，正不必以肌腠见病为治，刻下两三日间，又值经至之期，议进固脉实下，佐以东垣泻阴火意，经至之先用此方。

龟甲心，真阿胶，人参，桑螵蛸，牛白龙骨，旱莲草，茯神，知母。

早上服。

又，当经行，周身寒凛，腰酸腹膨，白疹大发，议用固气和血方。

人参，熟地，阿胶，川芎，当归，白芍，南山楂，蕲艾。

早上服。（《临证指南医案》卷九《崩漏》）

案8 陈。凉风外受，内郁热伏，身发瘾疹，便解血腻，烦渴，得汗，仅解外风，在里热滞未和，啾唧似痛，大便仍有积滞，清里极是，但半岁未啖谷食，胃弱易变惊症，少少与药（郁热内伏）。（《临证指南医案》卷十《吐泻》）

藿香梗，川连，黄芩，生白芍，淡竹叶，广皮，滑石，炒楂肉。

六、《未刻本叶氏医案》案

复感暑风，发为风疹。

桑皮，芦根，桔梗，大力子，薄荷，连翘，赤芍，飞滑石。

先却风疹之邪。

薄荷，连翘，生草，射干，大力，桔梗，花粉，赤芍。（《未刻本叶氏医案·方桉》）

七、《徐批叶天士晚年方案真本》案

案1 顾（嘉善，四十八岁）。五六月间，气候温热，地泛潮湿，六气之邪，其时湿热为盛。凡湿伤气，热亦伤气，邪入气分，未及入血，瘾疹搔痒，其色仍白,气分郁痹之湿邪也(气分、血分辨析分明,示后学看病良法)。病人说汗出,或进食后疹即旋发,邪留阳明,阳明主肌肉,医称曰风,愈以散药,不分气血,邪混入血分,疹色变赤,此邪较初感又深一层矣。

飞滑石,石膏,紫花地丁,寒水石,白鲜皮,三角胡麻,生干首乌,木防己。

案2 陆(陕西,三十八岁)。血脉有热,外冷袭腠,气血不和,凝涩肌隧,遂见瘾疹。凡痛多属冷闭,痒由热熏,渺小之恙久发,欲除根不易。平时调理,忌食腥浊,发时用凉膈散,二日愈时,用和血熄风。

连翘,生甘草,炒黑山栀,赤芍,薄荷,桔梗,枯芩,生大黄。

接用丸方:黑豆皮汤丸。

首乌,胡麻,当归,松节,茯苓,地肤子。(《徐批叶天士晚年方案真本·卷上》)

八、《续名医类案》案

案1 朱丹溪治朱院君,三十余。久患瘾疹,身痹而紫色,与防风通圣散加牛蒡,为极细末,每一钱,水盏半,入姜汁,令辣,煎食热饮之。

案2 汪石山治一人,年逾六十,形瘦苍紫,夜常身痒,搔之热蒸,皮肉磊如豆粒,痒止热散,肉磊亦消。医用乌药顺气、升麻和气等,不效。诊之,脉皆细濡近驶,曰:此血虚血热也。而为顺气和血,所谓诛罚无辜,治非所宜。遂以生地、元参、白蒺藜、归、芎、芪、芍、黄芩、甘草、陈皮煎服,月余而愈。

案3 一老人患疹,色微赤,作痒,发热,以人参败毒散,二剂少愈。以补中益气汤加黄芩、山栀而愈。

案4 一妇人遍身瘙痒,秋冬则剧,脉浮数,此风邪客于皮肤而然也,名曰血风。饮以消风散,及搽蛇床子散少可。更以四物汤加荆、防,数剂而愈。一妇患此,夏月尤甚,脉洪大,以何首乌散。一妇患赤斑瘙痒,搔破成疮,出水久而不愈,内服当归饮,外搽蛇床子散。并愈。又一妇患此,诸药不应,以四生散,数服而愈。大抵妇人体虚,风邪客于皮肤,则成白疹。寒湿客于肌肉,郁热而为赤疹。色虽有异,治法颇同。凡人汗出,不可露卧及浴。《经》云:汗出见湿,乃生痤痹。《雷公》云:遍身风疹,酒调生侧柏。用之屡验。(《续名医类案》卷三十五《外科·血风瘾疹》)

九、《三家医案合刻》案

足冷肢麻，面有风块，又恶风脉沉细。前方滞而少通，宜与当归四逆汤。本方去枣加附子、生姜。(《三家医案合刻》卷二)

十、《心太平轩医案》案

小太平巷张延诊。案云：血热瘾疹瘙痒，彻夜无寐，咳呛气短，宜养阴以清营热，犀角地黄汤(〔批〕如无犀角，以升麻代之，可见犀性主升)去丹皮，加羚羊、连翘、川贝、甘草、沙参、茅根。

再诊 瘙痒未减，眠食俱废，本虚标热(〔批〕血虚风热)，补之既不得力，清之又难久用，仿治风先治血之意，何人饮去归、陈，加牛地、白芍、茯神、丹皮、白蒺、豨莶、川斛。(《心太平轩医案·血热》)

十一、《得心集医案》案

陈元东。连日微觉恶寒，两耳痛引及脑，然饮食自若，曾向吴医诊治，服川芎茶调散，下咽即浑身大热，面红目赤，牙紧唇肿，咽喉窒塞，瘾疹红块，攒发满项。举家惊布，急延吴医复视，吴医束手无法。陈氏昆季伯侄，交口怨为所误，乃一面闭阻吴医，一面各寻别医。及余至时，数医在堂，未敢用药，有谓此非桂附不可治者。余因问曰：此何症也？一医曰：误表戴阳于上，阴瘾发于皮肤，必须桂附，方可收阳。余笑曰：先生可独领治否？其医曰：如此坏症，谁肯领治！余曰：吾可领之。遂将吴医原方加甘草五钱，并曰立可呈效。其家见余言直切，急煎与服，药一入喉，微汗热退疹消，头目俱清，一时人事大爽。诸医见余言已验，各自回寓，而吴问曰：加病是此药，愈病仍此药，且加病甚速，愈病仍速，如斯奇治，令人莫测，肯以传乎？答曰：五行之速，莫如风火，此症本风火内伏，阁下特未察其隐而未出之故耳。原药升发宣扬，治本合法，但一剂，其伏邪只到肌表，宜乎逼蒸发热，头目赤肿，皮肤疙瘩，盖发犹未透也。余乘机再剂，解肌败毒，攻其汗出，则邪可尽达，自然风静火平，合乎火郁发之之义。但风火交炽，势甚暴急，故重加甘草，以缓其火势，乃甘以缓之之意。法遵《经》旨，有何奇哉？吴长揖曰：先生诚高妙，胜吾等远矣。(《得心集医案·风火门》)

十二、《沈菊人医案》案

案 1 郁。风寒湿三气杂至,合而为痹,四肢屈伸不利,皮搔肤痒、风块。脉细血虚,风来袭络,法以疏通和阴。

桂枝,炒归身,秦艽,威灵仙,青防风,桑枝,片姜黄,米仁,细生地,活络丹。

案 2 吴。皮肤瘙痒,痒者为风,风湿袭于肌肉,瘙痒浮肿,流水,或发风块,或发隐疹。脉缓,不纳,老年气血两虚,虚风煽动,病来有年,难许无事。

豨莶草,白术,胡麻,赤芍,蝉衣,地肤子,归身,防风,荆芥。

案 3 俞。卫虚则恶寒,营虚则发热,畏风,遍体瘙痒,风块累累,血燥生风也。

荆芥,归身,地肤子,刺蒺,秦艽,丹皮,细生地,杏仁。(《沈菊人医案·风痹》)

十三、《惜余医案》案

热留营络,为风邪所袭,发为瘾疹,痒不可耐。法宜疏通营络,清泄血分风热。

细生地,鲜生地,丹皮,赤芍,归须,刺蒺藜,僵蚕,忍冬藤,丝瓜络,防风,荆芥,生甘草,蝉衣,五加皮,干浮萍,桑枝,茅根肉。

丸方:刺蒺藜八两,全当归二两,生地四两,赤芍二两,地肤子三两,防风一两,荆芥一两五钱,丹皮二两,生草八钱,僵蚕一两五钱,菊花一两,银花炭二两。

共研末,用酒炙桑枝四两,干浮萍一两煎汁,泛丸。(《惜余医案》)

十四、《王旭高》案

案 1 某,周身碎痒而痛,似疥瘰状,心中烦热,肤上出脓水。证属肺风。马勃,象贝,荆芥,黄芩,杭菊,蒺藜(炒)。

【按】患者身痒痛,心中烦热,表现为一派热象,病位在肺表,宜解。

风湿相搏在里,需缓缓祛风化湿,病程较长,病易反复,营阴易亏,需兼以养血息风,方能获全效。

案 2 荣,血枯肤燥,内风暗动,加以汗液之湿,留于肤腠,风湿相搏,遍体发瘰瘙痒,此必凉血润燥,祛风化湿久久服之,缓缓图之乃效,殊非旦夕间事也。

细生地六钱,炒丹皮一钱五分,秦艽一钱半,刺蒺藜三钱,炒防风(酒炒)一钱,茯苓二钱,防己(酒炒)一钱,稽豆衣三钱,甘草三分,黑芝麻三钱,桑叶一钱。

二诊 皮肤之风湿略平,而脏腑之营阴究弱,是以头眩心嘈,喉腭时痒,亦虚风挟心阳上煽所致也。

大生地四钱,女贞子(盐水炒)三钱,白芍一钱半,川贝母三钱,稽豆衣三钱,石决明(打)五钱,甘菊炭一钱,枣仁(炒)三钱,刺蒺藜(炒)三钱,黑芝麻三钱,玫瑰花二朵,红枣二个,野蔷薇花三朵。

三诊 营阴内亏,肝风久动,皮肤枯燥成风。投以养血息风,原得小效,而不能了了者,操持劳碌,血未能充长故也。耐心久服,当必有验。

大生地,石决明,白芍,女贞子,川贝母,稽豆衣,枣仁,防风(酒炒),淡茶(酒炒),玫瑰花,野蔷薇花。

【按】患者遍体发块瘰瘙痒,乃风湿相搏之久,致血枯肤燥,治以凉血养血、息风润燥。首先,以生地、牡丹皮养血清热,秦艽、茯苓、防己祛湿,刺蒺藜、防风、桑叶祛风获效。二诊时,患者头眩心嘈,喉腭时痒,为营阴仍亏,邪风仍在之象,以大量滋阴清热之剂,佐以少量理气祛风之药。最后,以养血祛风之药耐心久服,则能获全效。(《中国历代名家学术研究丛书·王旭高》)

十五、《退庵医案》案

徐霭翁,洞庭山人,长泰和北货行。血虚生风,时发风块瘙痒,两手麻木,甚于左,两足艰于举步,素有痰湿。所谓风、寒、湿三气也。治以养血祛风通络。

白蒺藜(炒,去刺)三钱,川桂枝四分,丝瓜络(酒炒)三钱,左秦艽三钱,忍冬藤(酒炒)三钱,酒炒橘络一钱,桑寄生三钱,炒苡仁四钱,炒荆芥一钱半,酒炒桑枝一两。(《退庵医案》)

瘾疹

十六、《张聿青医案》案

案1 邵（左）。遍体风疹。营中郁热也。

粉丹皮二钱，豨莶草二钱，当归（酒炒）二钱，白僵蚕（炒，打）三钱，地骨皮二钱，海桐皮（炒）二钱，杭菊花（炒）一钱五分，夏枯草三钱，白茅根（去心，打）七钱。

案2 左。风疹时发时止者数月，节骱作痛。肝火游行于肌肉，而化风入络也。

全当归二钱，粉丹皮二钱，干菊花一钱五分，炒赤芍一钱五分，白僵蚕（炒，打）二钱，黑山栀三钱，秦艽一钱五分，独活一钱，羚羊片（先煎）一钱，地骨皮二钱，白茅根（去心，打）七钱，三角胡麻三钱。

案3 右。体发赤疹，肿痒难忍。此由风热袭入血分。宜凉营养血祛风。

白僵蚕、地骨皮、粉丹皮、香白芷、川郁金、全当归、淡黄芩、菊花叶一钱五分，白茅根一两。（《张聿青医案·风疹》）

十七、《丁授堂先生医案》案

时际仲夏，是月也，地之湿气上腾，天之热气下降，人在气交中，感受其邪，名曰暑邪。暑邪一症，病从口鼻吸入，鼻窍通于肺，口窍通于胃，故暑邪病热者，每每关乎肺胃，不关乎肤腠，所以虽汗泄滂沱，而病仍不去。据述自月之二十三身体忽热，至二十四身热渐凉，仍能起居行走，二十五日上午发热，下午开凉。日昨迄今亦复如是，而热势倍炽。热时脘满烦冤，大渴引饮，热罢汗霖如浴，沉酣欲睡。诊脉濡数，右部较大，视舌底绛，苔罩浮糙。细玩其病情，合参以色脉，乃肺胃瘅疟也。至于遍发丹疹，俱隐隐于皮腠之里，此名暑风隐疹，亦是邪之出路，切勿以疹子为重病，而小题大做也。调治之法，辛凉是矣。（《丁授堂先生医案·暑热》）

十八、《陈莲舫医案》案

案1 沈，左。真阴内亏，气火为炽，火本热，热生风，上扰清空，头蒙烘烘，耳鸣目涩，甚至风从外越，时起风块，风火走窜，肉不宁，腹痛热炽。种种肝肾内虚,龙雷失潜,脉见细弦,治以镇养。

西洋参,抱木神,杭菊花,石决明,霜桑叶,苍龙齿,黑料豆,双钩藤,黑芝麻,元精石,生白芍,白蒺藜,荷叶边,洋青铅。(《陈莲舫医案·肝风》)

案2 杨,左。身热少汗,五日不解,胸脘满闷,并作恶心,神昏谵语,舌胖言强。外受风寒,内热湿温,郁邪无从出路,表汗不多,里便不爽,三焦弥漫,势防厥逆,脉见濡细。若隐疹不透,证非稳当。

大豆卷、连翘心、肥知母(去毛)、川郁金、制小朴、抱木神、干佩兰、法半夏、细菖蒲八分、益元散、全瓜蒌、光杏仁、炒竹茹、辰灯心、冲荷叶露三钱,另服至宝丹一丸。(《陈莲舫医案·湿温》)

十九、《邵氏方案》案

案1 风疹发而未透,宜参疏散。

豆豉,浮萍,牛蒡,归身,肤子,前胡,桑叶,蝉衣,丹皮。

风疹遍发,亦是出路。

桑叶,蝉衣,紫菀,枳实,杏仁,牛蒡,桂枝,前胡,蒌仁。

风疹尚甚,加以便溏。治宜兼顾。

细地,牛蒡,蒺藜,木香,枳壳,桑叶,归身,豨莶,苏梗,建曲。

投养血祛风,风疹未发。仍从前法损益。

中地,赤芍,二陈汤,归身,桑麻丸,川丹皮。(《邵氏方案·疹》)

案2 天癸将来之候,风疹复发,舌白黄厚。风邪挟痰为患。

三妙丸,细地,丹皮,牛蒡,地肤子,桑叶,赤芍,橘红。(《邵氏方案·女科》)

二十、《竹亭医案》案

周女,年十三岁,嘉庆己卯五月七日。舟中不避风邪,风疹屡发。发则内热口干,骨节疼痛,脉左浮数。风化为热,治在清散。

防风一钱半,钩藤钩(后入)五钱,黑山栀一钱半,秦艽一钱半,连翘(去心)一钱半,炒荆芥一钱半,生甘草六分。

加鲜浮萍草五钱,洗净。服两帖而安。(《竹亭医案·女科卷二》)

二十一、《凤氏医案》案

血虚风燥瘾疹案 冯。脉象细涩,营气交虚,肌肤风块发无定处,瘙痒如针刺状。此由肝风绕络,宜养血熄风。

制首乌五钱,明天麻(煨)一钱,白菊花(焙)钱半,白归身(酒炒)二钱,白蒺藜(炒,去刺)二钱,桑叶(蜜炙)钱半,白芍(酒炒)二钱,姜蚕(炒)五分,甘草五分,加黑芝麻五钱。

复诊 《经》云血虚必热,热必生风,风生燥,遂令肤内发痒,搔之细颗癗起。今风块虽退,而肝脏内风未熄,尚有绕络无处不到之地。是以眼耳口鼻诸窍悉燥痒,脉缓左虚,转以养血熄风之剂,多进自安。

制首乌一两,煨天麻钱半,炒僵蚕七分,白归身四钱,白蒺藜三钱,蝉衣(去翅、足)五分,白芍(酒炒)三钱,白菊(焙)钱半,桑叶(蜜炙)、生甘草各一钱,仍加黑芝麻一钱。(《凤氏医案》)

第二节　近现代医案

一、周小农治疗瘾疹案二则

案1(风邪犯肺郁热瘾疹案)　吴妇,三十二岁。丁丑四月,患凛热咳嗽,寒时毛窍起栗,旬余,来诊。痰不爽利,独能食饭。风邪内袭肺胃。

制僵蚕,前胡,杏仁,荆芥,瓜瓣,薄荷,瓜蒌,火麻仁,牛蒡,象贝母,黑山栀,金铃子,黄芩,茅根,梨肉,蜜,宁嗽丸等。

六剂。

得汗,热嗽均止,腿膝发风疹。仍不避风,且食腥鱼,风毒即隐。

复诊 辍药十日,受热又发,咳逆痰多,脉数。邪未退清。

生薏,瓜瓣,兜铃,黄芩,紫菀,金铃子,木蝴蝶,丹皮,杏仁,前胡,象贝母,荆芥,茅苇茎,竹茹,青蛤散,半贝丸,宁嗽丸。

服后即发风疹甚畅,但烦懊不舒。

再清解血络之风,冀减轻肺间蕴热。

桑,翘,僵蚕,蝉衣,绿豆衣,豆豉,郁金,薄荷(鲜生地洗同打),黑山栀,地肤子,前胡,牛蒡,茅苇茎,玳瑁,葛根,荆芥,宁嗽丸研末冲。

二剂,风疹已透,咳多,气逆恶心。

再清余蕴。

竹茹,前胡,象贝,牛蒡,桑叶,黄芩,紫菀,木蝴蝶,金铃子,丹皮,旋覆,代赭,火麻仁,茅苇茎,款冬,白蜜,宁嗽丸。

循愈。

案2(风遏营滞瘾疹案) 邹士生之妇,西园弄。幼有风疹,不时常发。前寓沪就诊,以和营泄风之剂,迟至半年方作。近岁不服药,每月必发,腹痛寒热,或旬余不愈。丙辰春来诊,述用绿豆所制索粉,腹痛略减。头痛,恶风,脉数右盛。风邪袭于血分,枢机窒而不通。

疏苍耳子,枫果,牛蒡,郁金,连翘,绿豆衣,金银花,鸡苏散,白僵蚕,蝉衣,防风,归须,红花,豆卷。

另服玉枢丹少许。二剂大减。

复诊 增损原方,再剂,热退疹化。余谓营气窒痹,风邪易袭,嫠妇肝郁,必须丸药久服以缓调之。

为定全当归、赤白芍、柴胡、黄芩、金银花、菖蒲、丹皮、山栀、生地、川芎、绿豆衣、蒺藜、羌独活、僵蚕、蜂衣、乳香,六神曲糊丸。

每日饭后服二三钱。许其可以不甚举发,即发亦可以减少时间即平耳。

(《周小农医案》)

二、陆观虎治疗风夹湿热积滞瘾疹案

徐某,男,55岁。

证候:风疹块发痒,时隐时现,时日已久。脉浮数。舌质红,苔黄腻。病因:湿热郁积,积食受风。辨证:风疹块。治法:散风清热,利湿化食。处方:

白蒺藜(去刺、炒)9 g,山楂炭9 g,猪苓6 g,赤苓6 g,杭甘菊9 g,建曲炭9 g,鲜芦根(去节)30 g,冬瓜皮9 g,炒赤芍9 g,蒲公英9 g,茯苓皮9 g,薄荷(后下)2 g。

方解:白蒺藜、杭甘菊、苏薄荷散风清热解表;蒲公英、赤芍、芦根清热消肿,活血解毒以止痒;山楂炭、建曲炭磨积开郁以消食;猪赤苓、冬瓜皮、茯苓皮利湿清热,消肿解毒。

二诊 风疹块见退,仍痒,左臂酸痛。脉细弦。舌质红,苔薄黄。处方:

前方去山楂炭、建曲炭、苏薄荷、白蒺藜、杭甘菊,加青黛5g、连翘9g、金银花9g、嫩桑枝(洗)30g、宣木瓜9g、炙丝瓜络5g。

方解:金银花、连翘清热解毒散风;丝瓜络、嫩桑枝通经活络,除风解毒;宣木瓜祛风行水,利筋骨去湿热。(《陆观虎医案》)

三、何拯华治疗风热瘾疹案

何拯华,绍兴同善局,何廉臣之子。

雷陈氏,年三十四岁,住绍兴城内小坊口。

证候:头痛身热,自汗恶风,咳嗽喉痛,面部颈项先见细点,色红带紫。因风袭于表,热郁于络。脉浮而数,右寸独大,舌边尖红,苔薄白滑。诊断:风疹。处方:

苏薄荷钱半,净蝉衣一钱,蜜银花二钱,鲜大青四钱,牛蒡子钱半(杵),白僵蚕一钱,青连翘三钱,鲜荷钱一枚,先用鲜茅根二两(去衣),青箬叶五钱。

煎汤代水。

进一剂,疹即外达,头痛恶风均止。二剂疹已透足,喉痛亦除,唯咳嗽黏痰,原方去蝉、蚕、银、薄,加栝蒌皮二钱、枇杷叶五钱,畅肺降气,川贝三钱、前胡钱半,化痰止嗽。连服三剂,痰嗽大减。嘱其用鸡子白两枚,开水泡汤,冲入真柿霜钱半,调理而痊。

浮为风,数为热,此风热郁于血络而发疹,疹属肺病,故右寸浮大,然尚在欲发未发之时。速用辛凉开达,以荷、蒡、蝉、蚕为君,能疏风以透疹;臣以银、翘、大青,清宣血热以解毒;佐以茅根、青箬,清通血络以泄热;使以鲜荷钱,亦取其轻清透热,热势一透,则疹自畅达,而风热亦乘机外泄矣。

【廉按】风热发疹者轻,温毒发斑者重,斑属足阳明胃病,疹属手太阴肺病,吴鞠通混而未别,章虚谷已辟其谬。此案系肺病风疹,当然以辛凉开达、轻清透络为正治,方亦轻灵可喜。(《全国名医验案类编》)

四、施今墨治疗荨麻疹案三则

案1(脾胃郁热血燥发疹案) 汪某,女,25岁。

初诊 病起于两年前,初时口唇发痒,夜晚尤甚,继而形成溃疡,流水结成黄痂,经久不愈,饮食俱痛,苦恼异常。经协和医院诊断为:维生素 B_2 缺乏症。近来两腿出现红斑,有热痛之感,头晕痛,心慌,睡眠多梦,习惯性便秘,饮食正常。舌质红,苔薄白,脉沉数而细。辨证立法:脾胃郁热,症现口唇肿烂,大便燥结,久则燥热入血,郁滞生斑。心主血,心火过盛则心慌多梦。应以养阴、清热、润燥、活血为法。处方:

绿升麻1.5 g,朱茯神10 g,北细辛1.5 g,朱寸冬10 g,晚蚕砂(炒皂角子10 g同布包)10 g,川黄柏10 g,酒玄参12 g,火麻仁15 g,紫花地丁6 g,蒲公英10 g,桃仁、杏仁各6 g,紫草根5 g,炒蒲黄10 g,东白薇6 g,炒远志6 g,生甘草5 g。

二诊 服药10剂,口唇痒止,溃疡也极见好转,睡眠安稳,心慌、头晕均效,腿上红斑未现,希望用常方巩固。仍遵前法,每周服2剂,至愈为度。处方:

绿升麻1 g,紫花地丁6 g,紫浮萍5 g,北细辛1 g,黄花地丁6 g,紫草根5 g,川黄柏10 g,青连翘10 g,东白薇6 g,桃仁、杏仁各10 g,夏枯草10 g,火麻仁15 g,炒蒲黄10 g,炒皂角子(晚蚕砂10 g同布包)10 g,生甘草5 g。

【按】本案原属脾胃郁热日久,致成口腔溃疡,大便燥结,积热之甚矣。以证来论,三黄石膏汤用之甚宜。然以其脉沉数而细,若用苦寒泻下之剂,反致热邪深入,则体力更见衰弱,遂以清热、养阴、润燥,兼用活血之法,两年夙疾,10剂大效。审脉识证,具见巧思。方中升麻、细辛不独载药上升直达病所,配以浮萍,亦取"火郁发之"之意。黄柏、连翘、白薇、夏枯草、生甘草清热;地丁、紫草、桃杏仁、蒲黄活血;寸冬、玄参养阴;火麻仁、蚕砂、皂角子润燥通便。

案2(胃肠积滞感风发疹案) 张某,女,19岁。

初诊 遍身易起红色痒疹,时发时愈,已有七八年之久。平时消化不良,大便干燥,有时呕吐,腹部胀痛,喜食酸味。近日上述胃肠症状又现,并伴发痒疹。舌苔垢腻,六脉滑数。辨证立法:平素饮食无节,胃肠消化不良。积滞生热,郁久入于血分,外感风邪,即发痒疹。治宜消导胃肠积滞,并疏风、清热法。处方:

炒谷芽10 g,青皮炭5 g,炒麦芽10 g,广皮炭5 g,炒半夏曲10 g,旋覆花

(同布包)6 g,莱菔子 6 g,醋柴胡 5 g,炒皂角子 10 g,晚蚕砂(同布包)10 g,莱菔缨 6 g,杭白芍 6 g,焦山楂 10 g,酒当归 6 g,黑芥穗 6 g,炒防风 5 g,蝉衣 5 g,宣木瓜 10 g,乌梅炭 5 g。

二诊 服药 6 剂,痒疹全消,大便通畅,食欲增进,消化力好转。嘱留此方,再发痒疹,即连服数剂。

【按】痒疹之成因甚多,本案为消化不良而致者。消导积滞,不使火郁,虽感风邪。亦不引发痒疹。方用木瓜、乌梅者,以其素嗜酸味知是生理所需,且此二味合用,养胃生津助消化。

案3(湿热久蕴感风发疹案) 赵某,女,42 岁。

初诊 突于昨夜,全身瘙痒、遍起红疹,逐渐连及成片,一夜未能安睡,晨起发现颜面、手足均肿,皮肤自觉灼热,头晕、腰酸,小便深黄。舌苔薄黄,脉浮数。辨证立法:血热受风,遍身痒疹,素蕴湿邪,随风而发,故作水肿,急用清血热、疏风邪法治之。处方:

北防风 5 g,黑芥穗 6 g,淡豆豉 12 g,桑寄生 20 g,赤芍、白芍各 10 g,北细辛 1.5 g,嫩桑枝 20 g,炒栀子 5 g,绿升麻 1.5 g,蝉蜕 5 g,甘草梢 5 g,北柴胡 3 g,川桂枝 1.5 g,东白薇 6 g,川当归 6 g,川黄柏 6 g,沙蒺藜 10 g,白蒺藜 10 g,黄花地丁 10 g,紫花地丁 10 g。

二诊 服药 4 剂,疹痒全消,唯感腰酸,四肢关节疼痛,头晕,小便短、风热已消,湿气未净,再进通络利湿剂为治。处方:

川桂枝 3 g,桑寄生 20 g,生地、熟地各 6 g,北柴胡 3 g,嫩桑枝 20 g,杭白芍 10 g,春砂仁 5 g,北细辛 1.5 g,片姜黄 10 g,金狗脊 15 g,川黄柏 6 g,川续断 6 g,车前草 12 g,川萆薢 10 g,川杜仲 6 g,墨旱莲 12 g,川石韦 10 g,宣木瓜 10 g,酒川芎 5 g,炙草节 6 g。

【按】上案痒疹为消化不良引起,本例则因湿热久蕴感风而发,临床常见此病。施今墨治此病,以柴胡发少阳之火,升麻发阳明之火,防风发太阳之火。诸药味薄气清,升举其阳,通畅三焦,更以栀子清三焦之火,佐以黑芥穗、蝉蜕、豆豉引血中风热,出表而解。配伍紧严,一诊数剂即愈。本案患者,初诊方连服 4 剂,痒疹全消。但腰酸尿少,关节疼之症未愈,风热虽消,湿滞未净,故又予通络利湿之剂,嘱其服至症状消失为止。(《施今墨临床经验集》)

五、蒲辅周治疗血热兼风荨麻疹案

肖某,女,24岁。

初诊(1963年2月8日) 1个月多前开始突然周身出现"风疹块",现仍成片而痒,遇风痒甚,以头面、颈部为显,局部皮肤红肿、发热,无脓疮及痂皮,但搔破流水,皮肤干燥,饮食尚佳,大便常秘结,小便及月经正常,心烦尤以肤痒时显,无汗出,脉浮弦细数,舌红无苔。属血热兼风,治宜清血祛风。处方:

荆芥钱半,僵蚕三钱,蝉蜕二钱,苍耳子三钱,白蒺藜三钱,地肤子三钱,胡麻仁三钱,菊花二钱,玄参二钱,细生地三钱,炒栀子二钱,羌活一钱,白附子一钱。

服5剂。另用牙皂二两,煮水洗。

二诊(1963年2月20日) 服药后症状略减,遇风或热时尚有成片皮疹出现而发痒,食纳及二便正常。脉浮数,舌正无苔,仍宜祛风兼清血热。处方:

荆芥一钱,防风一钱,柴胡一钱,羌活、独活各一钱,土茯苓三钱,桔梗一钱,川芎一钱,连翘一钱,炒枳壳一钱,前胡一钱,甘草一钱,蝉蜕二钱,蜂房二钱,紫草一钱,升麻一钱。

服7剂。另用益母草二两,地肤子二两煎水洗。

三诊(1963年2月28日) 药后痒疹大减,食纳、二便正常,脉舌无变化。原方加赤芍二钱、地肤子二钱、知母一钱五分、红花一钱。

服5剂。

四诊(1963年3月5日) 痒疹已基本消失,但皮肤仍干燥,眠不佳,食纳、二便正常,脉弦缓,舌正无苔,风邪已解。宜养阴润燥,以清余焰。用豨莶丸六两,每日早晚各服三钱,桑椹膏一瓶,每日早晚用三钱。开水冲化送豨莶丸。药后疹消。

【按】 本例系荨麻疹,中医学中称"风丹""瘖瘟""瘾疹""风疹块"等名。《医宗金鉴》称:"由汗出受风,或露卧乘凉,风邪多中表虚之人,初起皮肤作痒,次发扁疙瘩,形如豆瓣,堆累成片。"其病原来自外因风邪所致,而现代医学认为是过敏体质的一种变态反应。据本例患者,系皮腠虚、受风而发疹,风

蓄而化燥,影响营血,所以治疗以清血祛风,逐渐奏效,最后以养阴润燥而告愈。(《蒲辅周医案》)

六、赵炳南治疗荨麻疹案六则

案 1 王某,男,14 岁。

初诊(1963 年 3 月 9 日) 4 年来,全身经常反复出风疙瘩,近 3 日来又发作。全身皮肤出风疙瘩已 4 年。时起时消,早晚较剧,最近 3 日来又发作,痒甚,自觉与食物、季节无关。现无其他不适,饮食尚可,二便调和。躯干四肢散发大小不等、形状不一的粉红色风团样扁平皮疹,周围红晕,触之稍硬,部分皮疹融合成大片,可见搔痕血痂。脉弦细稍数。舌苔薄白,舌质红。西医诊断:慢性荨麻疹急性发作。中医辨证:风热束表,发为瘾瘤。立法:清热,疏风,止痒。处方:

霜桑叶一钱,黄菊花五分,杏仁泥一钱半,鲜芦根五钱,大青叶二钱,青连翘三钱,生甘草一钱半,薄荷叶一钱。

二诊(1963 年 3 月 14 日) 服上方 3 剂后,皮疹已全部消退,未见新生,症已基本痊愈,再以浮萍丸(后附)一两,日服一钱;防风通圣丸一两二钱,日服一钱,巩固疗效。

附:浮萍丸(《医宗金鉴·外科心法要诀》)。

紫背浮萍(洗净)一斤。

制法:研为细末,炼蜜为丸如梧桐子大。

功用:散风祛湿,清热解毒,调和气血。

主治:圆型脱发(油风脱发),皮肤瘙痒病(瘾疹),白癜风,荨麻疹(瘾瘤)。

用法:每次二至三钱,每日 2 次。

案 2 张某,39 岁,男。

初诊(1965 年 6 月 30 日) 身上起疙瘩,时起时没 1 月余,全身泛发。1 个月前因患胃疼,曾在某诊所服药(药名不详),当晚即开始在下肢发生大片红斑,剧痒,抓后更多。以后继续经某诊所治疗,服药打针多次,一直未愈。自诉发病开始曾有前臂、手部生大小“疮”历史,后在诊所服用“磺胺”药,全身即泛发红斑。于 6 月 2 日曾来我院服用过中药,未见明显好转,又在某诊所注射"钙剂",内服大小白药片,皮疹一直时起时落,每日夜晚加重,影响入睡。今洗澡出汗后受风,皮疹弥蔓全身,瘙痒难忍而入院治疗。几年来胃纳不佳,20年前曾患肺结核,有多年神经衰弱及溃疡病历史。3日来,大便未行,全身自觉发热,小便短赤,口干纳呆。查体:发育正常,营养一般,体温38.7℃,一般情况良好。头面五官正常,颈部甲状腺不大,其他未见异常。心(一),肺(一),腹部平软未触及包块及肿物,肝大肋下三指,四肢脊柱无畸形,活动自如。皮科检查:全身泛发大小不等扁平隆起的风团,颜面潮红,斑块之间布满索条状抓痕及血痂。化验:大便、尿常规均正常,血红蛋白127 g/L,红细胞计数4.35×10⁹/L,白细胞计数10.5×10⁹/L,中性粒细胞百分比82%。脉弦滑微数。舌苔黄腻,舌体胖。西医诊断:急性荨麻疹。中医辨证:湿热内蕴,复感风热,风湿相搏,而为瘖癗。立法:疏风,清热,止痒。处方:

荆芥二钱,牛蒡子二钱,连翘五钱,赤芍三钱,黄芩三钱,当归四钱,生石膏一两,白鲜皮一两,六一散(包)五钱,生大黄三钱。

二诊(1965年7月1日)　服上方1剂后,部分皮疹已见消退,瘙痒减轻,体温恢复正常,大便仍秘结,舌红,脉弦滑数。

原方加全瓜蒌一两,防风三钱。7月2日皮疹基本消退,唯手掌部有少数皮疹,大便已畅,日解2次。脉弦滑,舌苔白。处方:

当归五钱,生地五钱,赤芍三钱,防风二钱,刺蒺藜一两,浮萍三钱,蝉蜕一钱半,白鲜皮一两,地肤子一两。

三诊(1965年7月6日)　药后皮疹全部消退。继服浮萍丸三两,以巩固疗效。

案3　胡某,男,31岁。

初诊(1964年7月11日)　全身起风疙瘩已14年,近3日来发作。现病史:全身出风疙瘩已14年,每至春秋即发,阴天加剧,作痒,时隐时现。曾于某医院治疗,诊断为荨麻疹。服抗过敏药后即减轻,停药后仍复发。近3日来全身泛发,瘙痒明显,伴有腹痛,大便溏泻,胸闷。否认寄生虫史。查体:躯干、四肢散发大小不等、形态不一的粉红色斑,稍隆起,部分皮疹融合成片,可见搔痕、血痂。脉细数。舌苔白,舌质淡红。西医诊断:慢性荨麻疹急性发作。中医辨证:腠理不固,外感风邪。立法:疏风,止痒。处方:

麻黄一钱半,荆芥穗二钱,防风二钱,杏仁泥二钱,白鲜皮五钱,地肤子四钱,僵蚕三钱,桑白皮二钱,秦艽五钱,金银花七钱,茵陈蒿三钱,丝瓜络三钱。

二诊(1964年9月23日)　经服药34剂后,皮疹由大渐小,由多渐少,逐渐消失,痒感亦除。经复查已无皮疹出现,症获痊愈。

于1964年10月20日患者来信自述自痊愈后已半年未再复发。

案4　张某,男,40岁。

住院日期(1973年6月9日)　周身起红色风团伴有发热4日。现病史:4日前,劳动后出汗较多,到室外乘凉受寒,下肢突然出现红色风团,臀部及腰部相继出现,昨日开始发冷、发热,体温38℃左右,上肢及前胸、后背均起同样大片风团,4日来时起时落,但始终未能全部消退,头面部及上肢也感发胀、发红。风团初起时色淡,并高出皮肤表面,继而肿胀稍消,留有红斑,痒感特别明显,影响食欲及睡眠,大便干。1969年曾有类似发作,后来关节痛又引起化脓性关节炎,生病前未吃过其他药。查体:体温38℃,内科检查未见明显异常。全身散在红色风团,新发皮疹高出皮面,陈旧性皮疹留有红斑,皮疹成大片不规则形,头面、躯干、四肢等处泛发,有明显搔痒抓痕,头面部及上肢明显肿胀。化验检查均属正常。脉弦滑稍数。苔薄白,舌质正常。西医诊断:急性荨麻疹。中医辨证:内有蕴热,风寒束表,发为痦瘤。立法:散风,清热,通里。处方:

荆芥三钱,防风三钱,黄芩三钱,栀子三钱,白鲜皮一两,地肤子一两,苦参五钱,刺蒺藜一两,车前子(包)一两,泽泻五钱,川大黄三钱,全瓜蒌一两。

二诊(1973年6月11日)　服上方2剂后,体温恢复正常,全身皮疹大部分已消退,但仍有新起的小片风团,肿胀已消。

再按前方去川大黄继服3剂。

三诊(1973年6月12日)　皮疹全部消退,夜间仅有散在新起小风团,其他均属正常,出院后继服3剂。经门诊随访,临床痊愈,未再复发。

案5　吴某,女,19岁。

初诊(1972年3月28日)　发热,身上起红斑瘙痒已3日。3日前游泳以后回家受风,突然高热怕冷,全身起风疹,颜色深红,痒感明显,遇风则加重。大便干而少,二三日一行。尿色深黄,身倦,胃纳不佳,精神尚好。查体:

体温39.6℃,全身性红色斑疹,融合成大片,压之退色,痒感明显。脉弦滑稍数。舌苔薄白。西医诊断:急性荨麻疹。中医辨证:里热外受风寒,发为痦癗。立法:清热凉血,散风止痒。处方:

大青叶一两,生石膏一两,麻黄一钱,酒大黄三钱,紫草五钱,茜草三钱,大生地一两,白茅根一两,赤芍三钱,白鲜皮一两,苦参五钱,薄荷(后下)三钱。

二诊(1972年3月30日) 服上方1剂后,体温恢复正常,皮肤色红渐退,微痒,大便通畅,食纳好转。处方:

大青叶一两,生石膏一两,赤芍三钱,紫草五钱,茜草三钱,丹参三钱,生地五钱,白茅根一两,薄荷三钱,川大黄三钱,玄参三钱。

三诊(1972年4月3日) 上方服3剂,皮肤瘙痒已止,皮疹大部消退,躯干部只有散在红斑,形状不规则。上方佐以养阴凉血之剂。

大青叶一两,赤芍三钱,紫草五钱,茜草三钱,丹参三钱,生地三钱,白茅根五钱,地肤子三钱,黄芩三钱,玄参三钱。

四诊(1972年4月6日) 继服3剂后,又去游泳未再发病,随访3个月未再复发。

案6 李某,女,41岁,简易病历。

初诊(1971年2月10日) 10余年来全身不断发生红疙瘩,痒甚。患者10余年来,不断在四肢、躯干发生大片红色疙瘩,剧烈瘙痒,时起时落,每早晚发疹较重,无一定部位,特别是冬季晚上入寝后更重,夏日亦不间断,曾经多方面治疗不效。查体:四肢有散在指盖大或铜钱大不整形之大片扁平隆起,淡红色。脉沉缓。舌苔白,舌质淡。西医诊断:慢性荨麻疹。中医辨证:先有蕴湿兼感风寒之邪化热,风寒湿热交杂,缠绵不去,发于皮肤。立法:调和阴阳气血,兼以清热散寒,疏风祛湿。处方:

五加皮三钱,桑白皮三钱,地骨皮三钱,牡丹皮三钱,干姜皮三钱,陈皮三钱,扁豆皮三钱,茯苓皮三钱,白鲜皮三钱,大腹皮三钱,当归三钱,浮萍三钱。

二诊(1971年2月17日) 进服上方7剂,皮疹明显减少,只是早上外出后仍有少数皮疹,晚上也基本不发。

三诊(1971年2月26日) 又继服4剂后,皮疹即完全不发。

又服3剂,临床治愈。

【按】荨麻疹是一种过敏性皮肤病,就是一些人所说的"风疹块"和"鬼饭疙瘩"。赵炳南认为,本病相当于中医学中所述之"痞瘟"或"瘾疹"。一般分为急性、慢性两大类。本病的发生多因七情内伤,机体阴阳失调,营卫失和,卫外不固复感风邪而诱发;或因过食高粱厚味、荤腥动风之物,脾胃滞热,再感风邪而发(多属急性荨麻疹)。若平素体弱,阴血不足,阴虚生内热,血虚生风;或反复发作,气血被耗,风邪侵袭而致(多属慢性荨麻疹)。从而可知风邪是本病发病的主要条件。而"风为百病之长,善行而数变",风与寒相合而为风寒之邪;与热相合而为风热之邪。风寒、风热在一定条件下又可以互相转化。风寒、风热之邪客于肌肤皮毛腠理之间,则起风瘙瘾疹。

根据赵炳南的临床经验,本病大致可分以下几个类型。

(1)风热型(多见于急性荨麻疹):全身或暴露部位出现风团样扁平皮疹,稍高于皮面,呈红色或粉红色,剧痒,兼见头痛、发热、心烦口渴、大便干、小溲赤等症。舌质红、苔薄白或白腻,脉滑数。治宜辛凉解表、疏风止痒。

处方一:荆芥穗二钱,防风二钱,金银花四钱,牛蒡子三钱,牡丹皮二钱,浮萍二钱,干生地三钱,薄荷一钱半,黄芩三钱,蝉蜕一钱,生甘草二钱。

方中荆芥穗、防风、薄荷、浮萍疏风解表;牡丹皮、干生地凉血清热;金银花、牛蒡子、甘草清热解毒;黄芩清上焦之热;蝉蜕祛风止痒。

处方二:桑叶三钱,菊花三钱,杏仁泥一钱半,连翘三钱,金银花四钱,薄荷一钱半,甘草三钱,牡丹皮三钱,防风三钱。

方中桑叶、菊花、薄荷散风热,清火;金银花、连翘清热解毒;牡丹皮清热凉血;甘草和中;杏仁、防风开腠理,散风热,止痒。

(2)风寒型(多见于慢性荨麻疹):全身泛发粉白色、粉红色风团样扁平丘疹,作痒,遇风、遇冷加剧,或兼有发热恶寒、无汗身痛、口不渴等症,脉浮紧,苔白。法宜辛温透表,疏风止痒。处方:

麻黄一钱,杏仁一钱半,干姜皮一钱,防风二钱,浮萍一钱半,白鲜皮五钱,芥穗二钱,蝉蜕一钱半,陈皮三钱,牡丹皮三钱,生甘草二钱。

方中麻黄、杏仁、荆芥开腠理,解肌发汗;牡丹皮和营血;干姜皮温中散风寒,且走肌肤;防风、浮萍散风;陈皮、甘草调胃和中;白鲜皮去内伏之蕴湿,配以蝉衣更加强散风止痒之功。

(3)滞热受风型(多见于急性荨麻疹):风团、风疹持续不已,反复发作,疹块或白或赤,奇痒不眠,并有中脘痞满、纳呆、胸闷、嗳腐吞酸、嘈杂恶心或腹痛等症。大便干燥秘结,小便红赤。脉沉涩。舌苔白厚或腻。法宜表里双解。处方:

防风三钱,金银花五钱,地肤子六钱,芥穗三钱,大黄一钱半,厚朴三钱,云苓三钱,赤芍三钱,甘草三钱。

防风、荆芥穗、金银花清热解表散风;赤芍活血和营;地肤子去中州之湿,止痒润肤;大黄苦寒泻热,荡涤肠胃;厚朴苦温行气,清肠胃之滞;甘草和中缓其力,而不过伤其气;云苓健脾助气。为表里、气血、三焦通治之剂,汗不伤表,下不伤里,表里双解。

(4)血虚受风型(多见于慢性荨麻疹):皮疹反复发作,多见午后或入夜加重,而午前或后半夜则轻。兼见头晕、头重、腰酸、体倦、失眠、多梦等症。脉沉细而缓,舌质淡或红润,净无苔。法宜益气养血,疏散风邪。处方:

生地一两,当归五钱,赤芍、白芍各六钱,何首乌五钱,生黄芪五钱,防风三钱,芥穗三钱,刺蒺藜五钱,麻黄三钱。

方中生芪、当归、生地、何首乌、赤芍、白芍补气养血以扶正;麻黄、芥穗、防风、刺蒺藜疏表散风止痒以治标。

案1至案4均属急性荨麻疹或慢性荨麻疹急性发作的病例。案1、案2偏于风热型,案3、案4偏于风寒型。从其发病的情况来看,赵炳南称风热型较风寒型为急,治疗原则以祛风邪为主,用药都是辛散宣达的。而且根据患者体质情况和症状特点加减变化。案1是用风热型组方二化裁,清热疏风止痒,治疗比较简单。案2开始疑为药疹,但从其皮损的形态以及诱发加重的因素来看(洗澡后汗出当风),最后诊断还是急性荨麻疹,治疗用风热型组方一加减。因其病程稍长,热盛已入里,所以加生石膏清气以除热;加生大黄通里以抽薪。待其皮疹基本消退后,又佐以生地、当归养阴凉血和血。案3、案4为急性荨麻疹偏于风寒,所以均按麻黄方、荆防方加减。案3有14年的荨麻疹史,经常发作,在急性发作期间,乘势祛邪,所以愈后半年多未再复发。案4过去有荨麻疹史,因受风寒又复发作,寒邪部分化热入里,与内热搏结,故以散风凉血为主,佐以祛湿通里之剂,从法则上近乎表里双解,但仍以祛风邪为主。

案5为急性荨麻疹属于内有滞热,外受风寒。患者身倦、胃纳不佳,大便干而少,二三日一行,尿黄赤,说明内有滞热。发病时值 3 个月,天气尚凉,下河游泳出水后当风受寒,所以突然恶寒发热,全身起风团皮疹,色深紫,说明热已灼伤阴血,所以用小剂辛温之麻黄开皮毛;薄荷辛凉散表祛邪;赤芍、紫草、茜草、生地、白茅根凉血活血;大青叶、生石膏清热化瘀;白鲜皮、苦参清热祛湿止痒;酒大黄通里导滞热,洁净腑,表里双解。体温虽高在 39.5℃ 以上,药后 1 剂则体温恢复正常,大便已畅,表邪已解,里热已退。但血分之热未清,再以凉血活血、清热化瘀以收功。

案 6 是应用赵炳南的经验方"多皮饮"治疗的。此方对原因不明的慢性顽固性荨麻疹效果较好。方中五加皮,辛能散风,温能除寒,苦能燥湿,配干姜皮、陈皮能除风湿散寒理气;桑白皮除肺热消肿利水;白鲜皮、牡丹皮、地骨皮可清热凉血;冬瓜皮、茯苓皮、大腹皮、扁豆皮能利水消肿除湿。复以浮萍散风解表于腠理;当归养血入血分,此二药沟通表里,调和阴阳气血。如属新感寒邪较重者,可重用干姜皮、陈皮;热邪较重者,可重用桑白皮、牡丹皮、地骨皮;湿邪较重者,可重用冬瓜皮、茯苓皮、大腹皮、扁豆皮;风邪重者,可重用五加皮或可加入防风三钱。

系统观察了 50 例此较顽固的荨麻疹患者。50 例中男性 28 例,女性 22 例。年龄最小 1 例 7 岁,最大 1 例 58 岁;病程最短 1 例为 25 日,最长 1 例为 30 年。结果:痊愈者 27 例,显效 12 例,进步 10 例,无效 1 例。主要体会:属于风热型发病较急,外邪未深入,正气未虚者效果较好;风寒型及虚型疗效较差。对于慢性患者虽经治愈,近期已无新生皮疹,为了减少复发,最好在治愈后再服药一阶段,或比较长期服用丸药,才能达到减少复发的目的。在治疗期间或在恢复以后,对饮食的禁忌也必须注意,服用鱼、虾、辣椒、酒等刺激性食物,往往会引起复发。(《赵炳南临床经验集》)

七、张伯臾治疗肠胃型荨麻疹案

宋某,女,54 岁。

初诊(1976 年 7 月 27 日) 腹痛腹泻 2 周,继则遍体风疹块作痒,迄今 1 周,身热无汗,渴不多饮,腹泻夹黏冻,左手指、足跟掣痛,脉弦数,苔薄白腻,舌边紫。风湿热滞互阻,表里同病,拟宣表祛邪,通化治里。

鲜藿香、炒荆防、焦楂曲、乌梅肉各 9 g,金银花、连翘、大腹皮、白鲜皮各

12 g,广木香 4.5 g,益母草 24 g。

2 剂。

二诊(1976 年 7 月 29 日) 风疹块已见减少,大便溏泄已转溏薄,每日 3
次,无黏冻,左足跟手指掣痛已止,但左手腕左肩酸楚又起,烘热阵发日五六
次;汗出而退,畏风口干,脉小滑数,舌质淡红苔白。风疹合行痹,风胜则行走
无定,拟祛风和营,化湿退热法。

川桂枝、生甘草各 3 g,炒赤芍、炒黄芩、制半夏、炒牡丹皮各 9 g,金银花、
连翘、白鲜皮各 12 g,桑枝 18 g,鲜荷叶一方。

3 剂。

三诊(1976 年 8 月 2 日) 昨起寒热已退,大便有时成形,今晨一次也正
常,右肩关节痛减轻,口干,风疹块已转为"抓痕症"瘙痒,舌红脉缓。风湿热
渐化,阴血不足,内风易动,证属顽固,再拟养血息风。

炙黄芪、炒赤芍、炙生地各 12 g,川石斛(先煎)、北沙参各 15 g,炒牡丹
皮、炒防风、乌梅肉、大地龙各 9 g,生甘草 4.5 g,全蝎粉 1.2 g(分吞),制蜈蚣
2 条。

3 剂。

四诊(1976 年 8 月 5 日) 手足心作痒,搔之色黄,以夜间为甚,大便或软
或干每日 2 次,无腹痛,脘闷纳少,口微干,舌淡红而嫩,脉细。气阴两亏,风
湿未清,再拟扶正而化风湿。

孩儿参、肥玉竹、防风、防己、乌梅肉、炒牡丹皮、炒白芍、蕲蛇各 9 g,川石
斛(先煎)、谷芽、麦芽各 15 g,炙甘草 3 g,全蝎粉 1.2 g(分吞)。

7 剂。

五诊(1976 年 8 月 14 日) 风疹块未发,便溏亦愈,转为间日一次而干,
唯左肩左手略有酸楚,脉细,舌净,口微干。风湿热已近清澈,当予养血祛风
以善后。

炙黄芪、玉竹、乌梅肉各 12 g,全当归、防风、防己、露蜂房各 9 g,制何首
乌 15 g,炒赤芍、白芍各 6 g,炙甘草 3 g,稀莶草 18 g,制蜈蚣 2 条,全蝎粉
1.2 g(分吞)。

3 剂。

【按】荨麻疹在中医学中称之为"风疹""风瘖瘤",俗称"风疹块"。究其

病因又有虚、实之分,实者风、湿、热客于肌表,营卫不和;虚者营血不足,生风生燥,肌肤失养。本案风疹而见身热无汗,腹泻挟黏冻,表里同病,故先予宣表通里之剂;二诊时,症见烘热时起,汗出而退,关节游走酸痛,故入桂枝汤祛风和营;此后风湿热渐化,症情虽见好转,但风疹转为搔痒抓痕,知为风湿热之邪久稽伤于营卫,故转而给予玉屏风散益气固表,又入石斛、玉竹、沙参、何首乌等以养营阴。表气得固,外风不贼,营阴既复,虚风当息,故诸羔均除。此外,对于顽固性荨麻疹,不论虚实,张伯臾每入虫类药,搜剔风邪,能助药力而获速效。(《张伯臾医案》)

八、张羹梅治疗寒冷性荨麻疹案

邰某,男,40 岁。

初诊(1960 年 10 月 30 日) 遇冷即发风疹块已 10 年。每到冬天,遇风遇冷即起风团样皮疹,皮疹高出皮肤,皮色发红,瘙痒;如将手浸入冷水,即发皮疹,浸到哪里,发到哪里。到了夏天,风疹块发作即停止。诊断:荨麻疹(寒冷性)。中医辨证:每遇寒风冷雨,或将手浸入冷水,所浸之处,即发风疹,作发痒,颇苦之。脉沉细,苔白腻。阳不足以去寒,寒冷乘虚而袭之,交争于肌肤,则发风疹矣。治宜温肾阳,祛风利湿为主。处方:

附子 6 g(先煎),肉桂 2.4 g(后下),鹿角片 6 g,巴戟天 9 g,淫羊藿 9 g,仙茅 12 g,熟地 12 g,怀山药 9 g,山茱萸 9 g,云茯苓 9 g,泽泻 9 g,炙甘草 3 g。

在服药过程中,患者自觉有口干、咽痛等症,改用何首乌、玉竹、忍冬藤等药。当口干、咽痛等症消失后,再用上方加减治疗。服药至 11 月 14 日,遇风冷后,风疹块发作较轻。上方再服 7 剂后,用手浸入冷水,已不发作。自后,即以上方加减调理,至 1967 年 2 月 10 日以后,正是冬季腊月,吹冷风、浸冷水,已不发风疹块。

【按】 本案以《景岳全书》之右归丸加减治疗。右归丸中无牡丹皮、泽泻、茯苓,而处方中应用泽泻、茯苓利风疹之水肿。不用杜仲、菟丝子而改用仙茅、淫羊藿,取其散冷风、益肾阳、补命门之功。淫羊藿治"一切冷风劳气"(《大明本草》),"补命门,益精气,坚筋骨,利小便"(《本草备要》);仙茅"乃补阳温肾之专药,故亦兼能祛除寒湿,与巴戟天、淫羊藿相类,而猛烈又过之"(《本草正义》)。(《张羹梅医案》)

九、朱仁康治疗荨麻疹案十二则

案1 董某,男,32 岁,简易病历。

初诊(1970 年 9 月 10 日) 半年来皮肤发热瘙痒,搔后立即呈条状隆起,尤以晚间为甚,稍有碰触,亦立刻发红隆起。查体:背部作皮肤划痕试验(十)。脉弦滑带数,舌质红紫,苔净。西医诊断为:人工荨麻疹。中医诊断为:风瘾疹(血瘀型)。证属:瘀滞阻络,血瘀生风。治宜:活血祛风。处方:

归尾 9 g,赤芍 9 g,桃仁 9 g,红花 9 g,荆芥 9 g,防风 9 g,蝉蜕 6 g,牡丹皮 9 g,金银花 9 g,五味子 9 g,生甘草 6 g。

3 剂,水煎服。

二诊(1970 年 9 月 14 日) 药后皮肤痒已轻,搔痕已不明显。嘱继服前方加茜草 9 g、白蒺藜 9 g,3 剂后治愈。

案2 余某,女,32 岁,简易病历。

初诊(1974 年 5 月 27 日) 半年来全身皮肤发痒,搔后随手起条索状风团,或散在小风团,曾服凉血清热方,诸症略减,但仍起。经血每月 2 行,量多,色红。查体:皮肤划痕试验(十),口舌糜烂。脉细滑,舌尖红起刺,替净。西医诊断:人工荨麻疹。中医诊断:风瘾疹(血热型)。证属:心经有火,血热生风。治宜:凉血消风。处方:

生地 30 g,当归 9 g,白蒺藜 9 g,荆芥 9 g,知母 9 g,生石膏 30 g,紫草 15 g,赤芍 9 g,玄参 9 g,生甘草 6 g。

4 剂,水煎服。

二诊(1974 年 6 月 3 日) 药后瘙痒已轻,月经将临,宗前方佐以活血祛风。处方:

当归 9 g,牡丹皮 9 g,赤芍 9 g,荆芥、防风各 6 g,白蒺藜 9 g,蝉蜕 6 g,甘草 6 g,紫草 9 g,桃仁 9 g,红花 9 g。

6 剂。

三诊(1964 年 6 月 10 日) 风瘾疹已少起,瘙痒亦减,经已来潮,未感腹疼。

仍服前方 5 剂。

1975 年 4 月底追踪复信:称前证已不起,近因服内科药,偶尔皮肤略痒,自服前方有效。

案3 张某,女,17 岁,简易病历。

初诊(1975 年 8 月) 1 年多来,全身皮肤瘙痒,搔后即起成片风团或隆起呈条索状,尤以晚间受热时为甚,曾服抗过敏药及中药多剂,未见效果。查体:遍体搔痕累累,皮肤划痕试验(＋)。脉沉细弦,舌质红,苔薄黄。西医诊断:人工荨麻疹。中医诊断:风瘾疹(风热型)。证属:风邪久郁,未经发泄。治宜:搜风清热。处方:乌蛇祛风汤。

乌蛇 9 g,荆芥 9 g,防风 9 g,蝉蜕 6 g,羌活 9 g,白芷 6 g,黄芩 9 g,马尾连 9 g,金银花 9 g,连翘 9 g,生甘草 6 g。

3 剂,水煎服。

二诊(1975 年 8 月 30 日) 称服药后皮肤痒已减轻,搔后风团亦少起。

嘱继服原方 6 剂。

三诊(1975 年 9 月 9 日) 共服药 9 剂,皮肤已不痒,风团、划痕亦完全不起。

案4 李某,男,34 岁,简易病历。

初诊(1974 年 6 月 13 日) 近 1 年以来每日晚间,初发皮肤淫淫作痒,搔后皮肤即起条条风团,瘙痒无度,发无虚夕,发时心烦难受。脉弦细,舌尖红,苔净。西医诊断:皮肤划痕症。中医诊断:风瘾疹(血热型)。证属:心经有火,血热生风。治宜:凉血消风。处方:

生地 30 g,紫草 15 g,当归 9 g,荆芥 9 g,防风 6 g,白蒺藜 9 g,桃仁 9 g,知母 9 g,生石膏 30 g,蝉蜕 6 g,生甘草 6 g。

6 剂,水煎服。

二诊(1974 年 6 月 19 日) 药后皮肤瘙痒明显减轻,尚起疹。舌质红,脉弦细。仍宗凉血清热、消风止痒之法。处方:

生地 30 g,牡丹皮 9 g,紫草 15 g,赤芍 9 g,知母 9 g,生石膏 30 g,生甘草 6 g,金银花 9 g,连翘 9 g,蝉蜕 4.5 g,荆芥 9 g。

6 剂,水煎服。

三诊(1974 年 6 月 26 日) 皮肤略有发痒,搔后瘾疹几近不起。舌质紫,苔净,脉沉细弦。

仍宗前方,继服 10 剂。

10 个月后追踪,荨麻疹已愈,未见再发。

案 5 何某,男,40。

初诊(1967 年 5 月 18 日) 1 周来全身泛发风团,夜间尤甚,瘙痒无度,夜寐不安。近 5 日来两小腿伸侧出现紫红色瘀斑,无自觉症状,小腿部水肿,伴有恶心呕吐。称 1957 年亦有类似之发作,曾注射维生素 B_{12}、钙剂及内服酵母片、维生素 C 等,疗效不显。查体:全身可见散在之风团,色红,两小腿伸侧可见密集之鲜红和红色瘀点,呈粒大小,高出于皮面。两踝部轻度水肿,脉弦滑,舌红,苔薄布。西医诊断:急性荨麻疹,过敏性紫癜。中医诊断:风疹(血热型)。证属:风热伤营,血溢成斑。治宜:凉血,清热,消风。处方:

生地 30 g,丹参 9 g,赤芍 9 g,茜草 9 g,侧柏叶 9 g,黑栀子 9 g,大青叶 9 g,生石膏 30 g,荆芥 9 g,防风 9 g,忍冬藤 15 g。

4 剂,水煎服。

二诊(1967 年 5 月 22 日) 药后紫癜已趋消退,风团亦不再起。

予以前方去生石膏,改生地 15 g。

服 3 剂后即愈。

案 6 张某,女,32 岁。

初诊(1967 年 2 月 17 日) 4 年来反复起风团,几乎每日发作,尤以夜间为甚,温度转暖即发,洗冷水亦起,屡治无效。

予以玉屏风散加桂枝汤固卫御风之法。

二诊(1967 年 2 月 23 日) 服前方 6 剂,风团发作加重,又值经血来潮,伴有恶心、畏寒。脉细弦。舌质红,苔薄黄。西医诊断:慢性荨麻疹。中医诊断:风瘩瘟(血热型)。证属:风热内郁,营卫不和。治宜:散风清热,凉血和营。处方:麻黄连翘赤小豆汤加味。

炙麻黄 9 g,连翘 9 g,赤小豆 9 g,杏仁 9 g,生甘草 9 g,荆芥 9 g,防风 9 g,知母 9 g,生石膏 30 g,蝉蜕 6 g,炙僵蚕 9 g,桑白皮 9 g,牛蒡子 9 g,丹参 9 g,赤芍 9 g。

每日 1 剂,2 次分服。

三诊(1967 年 3 月 8 日) 服前方 4 剂后,风团已少发,较前显见减轻。

前方去知母、炙僵蚕,加忍冬藤 9 g。

瘾疹

四诊(1967年3月15日)　服药5剂后,风团已近不发,但又值经前,伴有头晕、恶心、神疲,改以平肝息风法。处方:

当归9g,赤芍、白芍各9g,制半夏9g,陈皮6g,炒竹茹9g,菊花9g,钩藤(后入)12g,丹参9g,煅牡蛎9g,白蒺藜9g。

服药5剂后,风团即停止发作。

案7　李某,男,成人,简易病历。

初诊(1973年4月15日)　自1972年6月开始全身起大片风团,呈鲜红色,一般下午出现,晨起才消,发无虚夕。先后间断服中药消风清热、固卫御风、健脾除湿等方均未见效。发作与饮食无关,大便干,隔日一行。查体:全身可见散在大块风团,呈鲜红色。脉浮数,舌质红,苔薄黄。西医诊断:慢性荨麻疹。中医诊断:风瘖瘟。证属:风邪外客,郁久化热,风热相搏,发为瘖瘟。治宜:搜风清热。处方:

乌蛇9g,蝉蜕6g,马尾连9g,黄芩9g,金银花9g,连翘9g,生甘草6g,羌活6g,荆芥9g,防风9g,白芷6g,大黄6g(后下)。

5剂,水煎服。

二诊(1973年4月20日)　药后开始加重,后即明显减轻。

继服上方5剂。

三诊(1973年4月25日)　药后偶起风团,患者因工作忙,服汤药有困难,要求服成药。予以小败毒膏5瓶,日服半瓶以巩固疗效。药后3年,不复再起。

案8　沈某,女,25岁。

初诊(1963年7月12日)　在1957年4月感全身发痒,后皮肤即呈条索状隆起,3日后才消失,以后每年发作1次,发作前未服过任何药物或特殊饮食。1960年初冬,骤然全身起风团,睡在被窝内即消退,起床即发,奇痒难忍。卧床2周逐渐痊愈。从1961年10月2日起,即每日全身泛发风团,连眼结膜、口腔、阴道均发。曾先后服中药30剂、抗过敏药物、刺血疗法、针灸、钙剂等,疗效均不著。平时怕热,喜冷饮,容易出汗,汗出后及用冷、热水洗后均易起。与饮食关系不大。检查:全身散在大小不等之风团,色红,皮肤划痕试验阴性。脉弦滑,舌尖红,苔净。西医诊断:慢性荨麻疹。中医诊断:风瘖瘟。证属:血热内盛,肌热腠开,汗出当风,风邪外袭。治宜:凉血清热,消风固卫。处方：

牡丹皮 9 g，赤芍 9 g，蝉蜕 6 g，制僵蚕 9 g，白蒺藜 9 g，防风 9 g，白术 9 g，黄芪 9 g，忍冬藤 12 g，木通 3 g。

4 剂，水煎服。

二诊（1963 年 7 月 16 日）　服药后已起不多，接服 10 剂后，风团即不再起。

三诊（1964 年 7 月 20 日）　事隔 1 年，因感冒咳嗽 3 个月未愈，继发风团小片，形如麻豆。肺主皮毛，卫气失固，外风又袭，先以宣肺化痰，佐以固卫祛风。处方：

荆芥 9 g，蝉蜕 6 g，牛蒡子 9 g，杏仁 9 g，桔梗 3 g，前胡 9 g，黄芪 6 g，炒白术 9 g，防风 9 g。

7 剂。

四诊（1964 年 7 月 27 日）　药后咳嗽已轻，汗出着水，仍起风团。舌淡，苔薄白，脉沉细。改以固卫御风。处方：

防风 9 g，黄芪 9 g，炒白术 9 g，桂枝 6 g，蝉蜕 6 g，炙僵蚕 9 g，陈皮 6 g，茯苓 9 g，甘草 6 g。

3 剂后即未再起。

案 9　张某，男，69 岁，简易病历。

初诊（1972 年 11 月）　5 年来全身反复出现风团，10 余日即愈。今年 7 月因吃豆角、桃子后又发风团，已历 4 个月，经治未效。查体：全身可见散在之风团，大小不等，融合成片，中间色白。脉细滑，舌淡，西医诊断：慢性荨麻疹，过敏性鼻炎。中医诊断：风瘑瘤。证属：肺气虚，卫外失固，外风易袭。治宜：益肺固卫，以御外风。处方：

黄芪 9 g，沙参 9 g，防风 9 g，白术 9 g，柴胡 6 g，陈皮 6 g，茯苓皮 9 g，地肤子 9 g，白鲜皮 9 g，大枣 5 个。

嘱服 5 剂，药后即未起。

二诊（1973 年 9 月 4 日）　称去年药后风团即未发作。今年自 7 月初开始打嚏、流涕，略有咳嗽，在感冒后又发生风瘑瘤，迄今未愈，服抗过敏药稍能控制，但仍复起。脉弦滑，舌红，苔净。证属：肺失清肃，外受于风。治宜：固卫御风，清肃肺金。处方：

沙参 9 g,防风 6 g,辛夷 3 g,黄芪 9 g,炒白术 9 g,桑白皮 6 g,枇杷叶 9 g,甘草 6 g,大枣 5 个。

5 剂,水煎服。

三诊(1973 年 9 月 10 日)　药后风瘩瘤已少起,打嚏、流涕亦已减少。苔脉如前,仍宗前方出入。

上方去枇杷叶、桑白皮,加五味子 9 g,柴胡 6 g。

5 剂,水煎服。

四诊(1973 年 9 月 15 日)　前症均已不起,略有咳嗽。

上方去柴胡,加前胡 9 g。

五诊(1973 年 9 月 22 日)　前症均轻,仍有咳嗽,舌苔净,寸脉较有力。

前方去辛夷,加桔梗 3 g、百合 9 g、葶苈子 9 g,以肃肺气,5 剂后治愈。

六诊(1974 年 9 月 2 日)　诉从今年 8 月份开始又起过敏性鼻炎,打嚏流涕,日趋加频。脉细弦滑,舌苔净。仍予益肺固卫之剂。处方:

沙参 12 g,黄芪 9 g,防风 6 g,辛夷 6 g,苍耳子 9 g,炒白术 9 g,五味子 9 g,桑白皮 9 g,甘草 6 g,大枣 5 个。

5 剂后即停止发作。

案 10　郝某,男,23 岁,简易病历。

初诊(1975 年 8 月 1 日)　于 10 年前开始出现风团,每年发作 1 次,服药不久即愈。近年来发作频繁,每月 1 次,发时呕吐、腹痛、大便溏泄。自诉有十二指肠溃疡病,至今胃纳欠佳。查体:全身可见散在风团,色较淡。脉缓滑,舌淡,苔薄白。西医诊断:慢性荨麻疹(肠胃型)。中医诊断:风瘩瘤(脾胃型)。证属:脾胃湿胜,外受于风。治宜:健脾除湿,理气固表。处方:

苍术 9 g,陈皮 6 g,猪苓、茯苓各 9 g,泽泻 9 g,木香 3 g,乌药 9 g,防风 9 g,羌活 9 g,黄芪 9 g,炒白术 9 g。

5 剂。3 个月后追访已愈。

案 11　郭某,男,29 岁。

初诊(1967 年 5 月 15 日)　去冬开始,每逢寒冷刺激,即于颜面、四肢裸露部位起风疹块,近 4 个月来几乎每日发作,伴有关节酸楚不适。曾服抗过敏药物,注射钙剂,内服浮萍丸、紫云风丸、防风通圣丸及凉血消风等中药,均未奏效。脉弦细,苔薄白。西医诊断:冷激性荨麻疹。中医诊断:风瘖瘰(风寒型)。证属:营卫不和,风寒外袭。治宜:调营固卫,祛风散寒。处方:

当归9g,丹参9g,赤芍9g,黄芪9g,防风9g,炒白术9g,麻黄9g,桂枝9g,蝉蜕6g,羌活9g,甘草6g。

水煎服,每日1剂,2煎分服。

二诊(1967年5月19日) 服前方4剂后,风瘖瘰已少起,关节疼轻,脉舌同前。

前方加生姜3片,水煎服。

三诊(1967年6月1日) 服前方8剂,于手臂、头面露出部位,稍有冷热不调,仍起风团。

前方赤芍改用白芍9g。服药4剂后,有明显好转,风团已基本不发。

四诊(1967年7月1日) 于阴湿天气,两手腕处,尚起少数小片风团。

原方去黄芪加荆芥9g,赤茯苓9g。服药5剂后,痊愈。

案12 耿某,女,42岁,简易病历。

初诊(1973年12月5日) 2个月来全身经常出现大片风团,如碗口大,瘙痒无度,服药未效。查体:全身可见散在大片风团,大者如碗口,颜色不红,以头面、四肢为多。脉弦滑,舌淡,苔白腻。西医诊断为:慢性荨麻疹。中医诊断为:风瘖瘰(风湿型)。证属:风湿之气,蕴于皮腠。治宜:祛风除湿。处方:

荆芥9g,蝉蜕6g,浮萍9g,苍术9g,陈皮9g,茯苓皮9g,赤芍9g,白鲜皮9g,地肤子9g。

服药3剂后即不起风团。

二诊(1974年9月12日) 曾因食用鱼腥发风动气之物,又起风块,嫩红而痒。舌质红,苔薄黄腻,脉弦滑带数。证属:风热袭于腠理,营卫不和(风热型)。治宜:疏风清热。处方:

荆芥、防风各9g,浮萍9g,蝉蜕6g,大青叶9g,当归9g,赤芍9g,黄芩9g,苍术9g。

服药3剂后即减轻,继服3剂即痊愈。

本例2年内发作风瘖瘰前后两次。前一次,见大块风团,颜色不红,舌淡,苔白腻,脉弦滑,属于风湿型,故以祛风除湿,3剂即愈。后一次发作,风块焮红而痒,舌红,苔黄腻,脉弦滑带数,证属:风热型。故以疏风清热,6 剂后愈。中医重视辨证论治的特点,即在此。(《朱仁康论皮肤科》)

十、王鹏飞治疗小儿荨麻疹案

郭某,男,5 岁。

初诊(1975 年 6 月 26 日) 一日来,患儿腹痛,但无泄泻及呕吐。在当地卫生所服胃气止痛丸半包,1 小时后全身出现多处红色片状皮疹,发痒,全身热,腹仍痛。夜间服氯苯那敏(扑尔敏)无效而入院。查体:全身散在多处丘疹块,色红,扁平,腹有压痛,舌红苔黄,上腭紫,脉弦数。化验:尿常规正常。末梢血象:白细胞 10.9×10^9/L,中性粒细胞百分比 73%,淋巴细胞 24%,嗜酸性粒细胞 3%。西医诊断:荨麻疹。辨证:血热瘀滞,汗出当风。立法:清热散风,凉血解毒。处方:

青黛 3 g,紫草 12 g,寒水石 12 g,白芷 6 g,乳香 6 g。

二诊 服上方药 3 剂,皮疹渐退,仍低热,颌下颈后淋巴结肿大,腹已不痛。处方:

青黛 3 g,紫草 12 g,寒水石 12 g,白芷 6 g,杭白菊 9 g,地骨皮 9 g。

3 剂。

三诊 体温正常,烦躁,身上又起少量丘疹,发痒。

上方去杭白菊、地骨皮,加红花 9 g。

3 剂。

四诊 服上方药,皮疹已全消退,体温正常,腹未再痛,舌淡红,上腭红,脉弦缓,出院。

【按】"荨麻疹"中医称为"瘖瘤"或"隐疹"。本病多因食鱼、虾、蟹、蛋等物,或因内有邪热,复感风寒、风热之邪,或因平素体健汗出当风,风邪郁于皮毛、腠理之间而诱发;亦有因服药、注射药物过敏而引起者;总之,均因气血不调所致。王氏治疗此病常用调和气血之药。本病例为急性荨麻疹,疹块色红发痒,故用青黛、紫草、寒水石以清热解毒,用红花、乳香、白芷以行气活血散风。3 剂药后腹痛止,皮疹基本消退,10 剂药后皮疹全消,疗效尚可。若病久者,可加黄精、白及、五倍子等调和气血之药。(《王鹏飞儿科临床经验选》)

十一、哈荔田治疗经行荨麻疹案

于某,女,19岁,未婚。

初诊(1975年7月12日)　两年多来,每因汗出受风后发瘾疹,经期发作尤剧,发作时周身风疹瘙痒无度,烦闷难忍,常持续数日至数十日,经服用抗过敏药可减轻,下次经潮又复如是。此次就诊时正值经期,风疹已发作3日,四肢躯干及头面部出现大小不等、形状不一的风团块,周围红晕,伴恶心、胸闷、纳差、便秘、溲黄等症状。月经每每先期来潮,量较少,色红,苔白薄腻、舌边尖红,脉弦细数。治则:清热利湿,凉血解毒,疏风止痒。处方:

荆芥穗6g,防风6g,苦参9g,金银花15g,生地15g,鲜白茅根30g,徐长卿9g,紫浮萍9g,紫荆皮9g,地肤子9g,苍耳子6g,赤芍9g,牡丹皮9g,川大黄6g(后下),甘草3g。

二诊　服2剂药后疹块消退大半,大便畅行,仍头晕恶心,皮肤微痒,故用消风止痒、平肝和胃之法。处方:

荆芥穗9g,防风9g,钩藤9g,菊花9g,白鲜皮12g,苦参6g,徐长卿9g,紫荆皮6g,陈皮6g,赤芍9g,牡丹皮9g,淡竹茹9g,甘草3g。

服药3剂后诸症悉除,月经于15日净,带多,乏力纳差,故给予理脾胃、益气血、和营卫之法调理之。另用蛇床子9g、吴茱萸3g、黄柏6g泡水熏洗。下次月经来潮前3日仍服用初诊时之方药3剂,患者风疹愈。观察半年未见复发。

【按】 患者经行发风疹瘙痒无度,便秘胸闷,月经先期为湿热内蕴,风疹多在经期发作者,此种证型临床较少见,一般按冲任不调型论治,常以逍遥散加味治疗,有见效者,也有不见效者。本案发病已2年有余,治疗中可能用过上法而不效。分析认为此乃经血下脱,肌腠空虚,风邪外袭,郁于肌肤之故。初始用清热利湿、凉血解毒、消风止痒之剂,用治标缓解症状,待风疹除后用理脾胃、益气血、和营卫以抗病除邪,防其反复。(《哈荔田妇科医案医话选》)

十二、顾伯华治疗荨麻疹案三则

案1　梁某,男,34岁。

患者自 1964 年 2 月初遍体作痒发风疹块,并以头面部为甚,大的皮损如手掌大,大部皮损在 24 h 内隐退,小部分风团样损害要数日才能隐退。曾用西药片、驱虫药及中药散风清利、凉血清热之剂治疗,病情仍时作时止,且每遇暖或入晚必发。好发于颈、面、手及脚。舌苔黄腻尖红,脉滑数。应用化湿清热之剂。处方:

绵茵陈 60 g,蒲公英 30 g,生甘草 9 g。

1 剂后,当晚即停发新疹。3 剂后,皮疹全部隐退。为巩固疗效,又进 3 剂。随访 14 个月,未见再发。

案 2 周某,女,30 岁。

初诊(1974 年 3 月 14 日) 风疹块反复发作已 3 年多,曾用抗过敏、镇静剂及注射葡萄糖酸钙治疗均未效。来院服中药,先治以散风清热有效;后又发,再用凉血清热 3 剂,瘙痒减轻,仍有少发。因大便干结,用通里攻下法,也可取暂时之功,但不久病情如故。追问病史,患者生第 2 个小孩以后,月经不准,多先期,色紫红有黑块,经临小腹坠痛。有慢性肝炎病史。目前体瘦面黄暗,两颧淡红,口干欲饮,午后五心烦热,夜眠不安,时胁痛。苔薄黄舌质红,脉弦数。肝胆湿热熏蒸肌肤,治仿当归龙荟丸之意。处方:

当归 9 g,龙胆草 4.5 g,黄芩 12 g,焦栀子 9 g,黄柏 9 g,胡黄连 3 g,生大黄(后下)9 g,煨木香 4.5 g,茵陈 12 g,平地木 30 g。

二诊(1974 年 3 月 20 日) 药后口干、烦热、睡眠、胁痛、身痒皆有好转,但大便日行 3 次,风疹块仍有少发。唯药汁太苦,不愿续服,以丸药代之。建议月经前来复诊。处方:

龙胆泻肝丸 9 g(分吞),10 日。

三诊(1974 年 4 月 3 日) 将届经临,小腹胀满坠痛,两乳结块疼痛,情绪容易波动,心烦意乱,夜难成眠,口苦咽干,风疹块遍布、嫩红、灼热,抓之即有划痕。苔薄黄舌尖满布红刺,脉弦滑数。肝胆湿热,心火偏旺。拟芩连四物汤凉血清热、泻心火、调经脉。处方:

黄芩 9 g,胡黄连 3 g,生地 15 g,赤芍 9 g,当归 9 g,川芎 4.5 g,黄柏 9 g,川楝子 9 g,益母草 30 g,橘叶、橘核各 9 g。

四诊(1974 年 4 月 6 日) 自诉药后次日月经即来,量多紫红,胸胁、两乳、小腹胀痛明显减轻,风疹块已退,仍有口干唇燥、欲饮。苔薄舌红,脉弦

细。火势渐退,阴津也伤。拟养阴清热,活血化瘀。处方:

生地 15 g,麦冬 12 g,天花粉 15 g,栀子 9 g,黄芩 9 g,杜红花 9 g,桃仁泥 9 g,鸡血藤 15 g,王不留行 12 g,甘草 3 g。

五诊(1974 年 4 月 10 日) 经净,诸症皆减,风疹块不发,仍有口干、两乳结块疼痛。乳房两外上象限各有 2 cm×3 cm 索状块物,边界清楚,无结节。自诉月经前胀大,疼痛加重,经后缩小疼痛减轻。苔薄舌红,脉细数。肝肾不足,内有虚火,冲任失调。拟调理清火兼顾。处方:

生地、熟地各 12 g,当归 9 g,赤芍、白芍各 9 g,天花粉 12 g,女贞子 9 g,淫羊藿 30 g,肉苁蓉 12 g,柴胡 4.5 g,地骨皮 12 g,八月札 12 g,黄柏 6 g。

以后均月经前重清火,经临兼活血,经后调理。治 3 个月,月经已调,风疹块不发,乳房结块消失。

【按】 荨麻疹中医称"痦瘟""瘾疹"。《内经》有"少阳有余,病皮痹隐疹"的记载。病因复杂,一般急性发作可分风热型,用消风散;风寒型,用桂枝汤加味;肠胃湿热型,宜祛风解表、通腑泄热,用防风通圣散合茵陈蒿汤加减。而慢性荨麻疹,反复发作,长年累月,不易根除,有的用调理冲任或大补气血可治好。但本病例热象很重,确是表象,而冲任不调,肝肾不足,阴虚内热才是根本。根据不同情况,有时治标,有时治本,根据辨证施治确定治则,同时治愈荨麻疹、月经不调、乳腺小叶增生。

案3 李某,女,23 岁。

初诊(1974 年 1 月 3 日) 风疹块反复发作已 3 个多月,初因秋后淋雨后而发,以后每遇到冷风一吹,暴露部位即起风团,瘙痒不堪,晚上更甚,被暖方止。曾静脉注射西药无效。近来发作时胃脘部疼痛,大便偏稀。查体:人体消瘦,面色㿠白,全身遍发蚕豆或核桃大小水肿性斑块,色白,压之无血色,部分融合成手掌大一片,以手、足、头面最多。苔薄白,脉濡细。实验室查体:血常规,轻度贫血;大便常规,未发现肠寄生虫卵。证属:营血不足,卫分不固,腠理开疏,风寒之邪,侵袭肌肤,营卫不和所致。拟养阴血,调营卫,祛风寒之邪。处方:

当归 9 g,鸡血藤 15 g,赤芍、白芍各 9 g,小胡麻 12 g,川桂枝 6 g,生姜皮 3 g,炙甘草 3 g,白鲜皮 9 g,红枣 5 枚,饴糖 1 匙(冲服)。

二诊(1974 年 1 月 10 日) 药后胃中舒服,疹发逐渐减少。唯大便仍溏薄,前方出入。

上方去当归、白鲜皮,加党参12g、怀山药12g、焦白术9g。

建议保暖,不要接触冷水,避免冷风吹。

三诊(1974年1月20日) 风团已停发。再拟固表祛风巩固之。处方:

玉屏风散(分吞)9g。乌梢蛇片,5片,每日2次。

后根治,没有发作。

【按】《诸病源候论》中说:"邪气客于皮肤,复逢风寒相折,则起风瘙隐疹。"《疡医准绳》又云:"夫风感疹者,由邪气客于皮肤,复遇风寒相搏,则为瘾疹。若赤疹者,由冷湿搏于肌中,风热结成赤疹,遇热则极,若冷则瘥也。白疹者,由于风气,搏于肌中,风冷结为白疹也,遇冷则极,或风中亦极,得晴明则瘥,着厚暖衣亦瘥也。"中医文献中的"瘾疹"即是荨麻疹,分为赤、白两种,和临床所见,颇相符合。本例即是典型的白疹。用驱散风寒、调和营卫的桂枝汤加味,疗效显著。后用益气固表法巩固根治,说明"正气存内,邪不可干"是很有道理的。

附:乌梢蛇片。乌梢蛇研粉,加适量赋型剂,轧片,每片含生药0.3g。

(《外科经验选》)

十三、朱良春治疗湿热感风荨麻疹案

李某,男,54岁。

初诊(2004年8月10日) 荨麻疹反复发作半年,中西药久治不愈。四肢、胸背痒疹此起彼伏,发热而微红,遇热及风吹或进食辛辣均可诱发或加重。素嗜肥甘厚腻辛辣之品,口苦口臭,小便短黄,大便不畅,舌质红、苔黄腻,脉滑数。脉症合参,证属素体湿热内伏,复感风热邪毒,郁于营血。治宜祛风止痒,凉血解毒,清热利湿。方用朱氏顽固苏疹散加味。处方:

荆芥10g,蝉蜕10g,僵蚕10g,苦参10g,防风10g,紫草10g,地骨皮10g,黄芩10g,甘草10g,土茯苓15g,白鲜皮15g,地肤子15g,徐长卿15g,赤芍15g,车前子15g。

每日1剂,水煎服,7剂。

服药后,疹消大半,余症均减,继服7剂,诸症尽除。原方改制水泛丸,每次10g,每日3次,连服3个月,以巩固疗效,至今病未反复。

【按】荨麻疹有急慢性之分。急性期发病时间短,病情轻,多为实证,治疗以祛邪为主,常用清热、散寒、祛风、清理肠胃湿热之法;慢性者多虚多寒,常以益气扶正、健脾培本、调和营卫为主。本案虽然反复发作半年,观其症状仍为风热实证,治疗选择朱氏"顽固苏疹散"清热祛风止痒,方中使用了荆芥、防风对药祛风止痒;蝉蜕、僵蚕对药,血肉有情之品善除伏风顽症;地肤子、蝉蜕对药,仅此二味专治荨麻疹屡试不爽,加上其他清热凉血祛湿之品,7剂症状大减,继服7剂,诸症尽除,为求根治,原方改制水泛丸,连服3个月病未反复。这就是药宜轻投,缓以图功,王道无近功,常服多有益之证。(《朱良春临床经验应用举隅》)

十四、颜正华治疗鱼蟹过敏性荨麻疹案

宋某,女,40岁,教师。

初诊(1992年1月20日) 10日前因着风吃鱼蟹,致面颊、眼睑红肿,瘙痒。单位医务室医生诊为"过敏性皮疹"。服西药脱敏剂乏效,遂请颜正华诊治。刻下除见上述诸证外,又伴眠差,偶发心悸。纳食可,二便调。月经正常,近日将潮。证属风热入血,治以祛风止痒,凉血解毒,佐以活血利尿。处方:

荆芥、防风、刺蒺藜、蝉蜕、地肤子、牡丹皮、赤芍各10 g,金银花15 g,连翘10 g,白鲜皮12 g,益母草15 g,芦根30 g。

3剂,每日1剂,水煎2次,合兑分服。

并嘱其停服西药脱敏剂,忌食油腻及鱼虾蟹等发物,停用各种药物护肤霜、洗发剂等。

二诊(1992年1月23日) 药后面颊、眼睑红肿均消,唯有时觉微痒。月经至,量、色正常,便稀,脉象弦细,舌尖微红,余无异常。

继以原方去芦根加土茯苓30 g为治。

再进4剂,以善其后。过7日来告,药后诸症悉除而病愈。

【按】中医认为此案因风热入血,上攻头面所致。治宜祛风止痒,凉血解毒。治法得当,药证相合,故投7剂而瘥。血分有热,本当选用干地黄等甘寒凉血之品,然患者月经将至,恐其甘寒凝滞,故不投干地黄而用凉血活血的牡丹皮、赤芍,并佐以活血调经又兼解毒利尿的益母草,如此则清凉与行散并施,使血凉而不滞,血活而利于风消。此外方中芦根、连翘、地肤子等,又分别

兼有不同程度的利尿作用,意在导热毒从小便而出,使邪有出路。(《颜正华临证验案精选》)

十五、黄振鸣治疗蛔虫性荨麻疹案

王某,女,13 岁。

初诊(1981 年 8 月 1 日) 患者于 4 年前无明显原因而突然全身皮肤发生红色疹块,初呈点状,逐渐增大,终融成片。疹块伴有灼热、瘙痒,历 2～3 h 后,疹块自己消失,不留痕迹。如是每年有 10 余次发作,症状和前相同。最近 10 多日,疹子又发作,每次发作增多且增大,每日发作 2～3 次,疹子色红融成一片,痒甚,时有腹痛。查体:面黄,舌质淡红,脉象滑略数。躯干四肢散发大小不等、形态不一的色皮疹,稍隆起,部分皮疹融合成片,以腹部明显,可见搔痕血痂。化验:大便常规,蛔虫(＋＋)。辨证:湿浊内蕴,蛔动不安,发于肌表(慢性型)。治法:化湿驱蛔。处方:

大黄 9 g,川楝子皮 9 g,使君子 6 g,川朴 6 g,雷丸 6 g,榧子 6 g,槟榔 6 g,葫芦茶 9 g,绵茵陈 12 g。

水煎服,2 剂。

二诊(1981 年 8 月 3 日) 服第 1 剂后略有腹痛,随后自大便排出蛔虫 3 条。服第 2 剂后亦有一阵腹痛,随后自大便排出蛔虫 9 条,有 5 条已死。躯体皮疹由多渐少,逐渐消失,痒感亦除,拟健脾和胃法调理身体,以巩固疗效。处方:

白术 6 g,云苓 12 g,神曲 15 g,春砂仁 6 g,佛手 6 g,鸡内金 3 g,麦芽 30 g。

水煎服。(《奇难杂症》)

十六、方和谦治疗肝脾不调荨麻疹案

白某,女,29 岁。

初诊(1998 年 5 月 20 日) 患者半年前到南方出差受潮湿后出现全身性荨麻疹,瘙痒难忍,在外院间断治疗半年,时发时止,未能治愈。自述疹起常伴胸闷胁胀,腹痛,心中烦闷懊恼,纳差,便溏,舌淡胖、有齿痕,脉弦细。诊为:荨麻疹(肝脾不调,气血失和)。方和谦投"和肝汤"加黄芪 12 g,桂枝 6 g,防风 6 g。处方:

当归 12 g,白芍 12 g,黄芪 12 g,白术 9 g,柴胡 9 g,茯苓 9 g,防风 6 g,生姜 3 g,薄荷(后下)3 g,炙甘草 6 g,党参 9 g,紫苏梗 9 g,香附 9 g,大枣 4 枚,桂枝 6 g。

每日 1 剂,水煎服,6 剂。

二诊(1992 年 6 月 2 日)　服药后疹发稀少,腹部略有不适。

继守前方 6 剂。

三诊(1992 年 6 月 15 日)　患者腹胀便溏已愈,纳食增进,风疹未发。

再服 6 剂,善后。

【**按**】患者在外院所服方剂多为辛透表散、解肌清热、养血祛风之剂,未能获效。查其胸闷胁胀、纳差便溏等肝脾不调、气血失和之症,故用和肝汤和玉屏风散,理气与和血、固表与祛邪、健脾与调肝同用而获效。(方和谦创"和肝汤"的组方原则和临床应用.上海中医药杂志)

十七、吴绍熙治疗慢性荨麻疹案

萧某,女,24 岁。

初诊(1961 年 7 月 6 日)　自诉 3 年来时发风团,片片斑斓如红云,越抓越痒,严重时有水肿,昨日发的更厉害。体温 37.2℃,舌苔薄白,脉平。诊断:慢性荨麻疹。病机分析:此系风热袭于腠理,外泄肌表使然,唯时时发作,卫气亦虚,治拟先以息风清热。处方:

荆芥炭,防风,牛蒡子,浮萍,桑叶,赤芍,金银花,豨莶草,地肤子,六一散。

3 剂。

二诊(1961 年 7 月 8 日)　药后瘙痒大减,风团已无续发,舌脉如前,药后见效,原法更进。

原方加青蒿、地骨皮。3 剂。

三诊(1961 年 7 月 21 日)　药后病情基本告愈,唯昨日又发作 1 次,舌苔薄白,脉平。

原法尚无不合,无需更张,7 月 8 日原方再进 3 剂。

四诊(1961 年 7 月 25 日)　近四五日来风团已不复发,舌净脉平,病已趋愈,拟在原方基础上出入再进,以资巩固。

原方去桑叶加蚕砂。

五诊(1961年7月29日) 旬日来风团始终平静未起,舌脉如前,药后已见效机。

勉再进原方3剂以巩固之。

【按】鉴于本例患者风团发无定处,时发时消,且瘙痒无度,病因属风。而风团色红,且有热感,故为风热相兼,袭于腠理,外泄肌表,致风团时发,久病则表卫日虚,卫虚更易召风袭,辗转相因,致病发3年,缠绵不愈。乃以息风清热为法,3剂后风团即显著减少,6剂后基本痊愈,9剂后诸症悉平,实乃名家之法。(《当代中医皮肤科临床家丛书:第3辑 吴绍熙》)

参考文献

［1］顾培杏,付阳,沈澍农."瘾疹"名义与"隐"字古义[J].中国中医基础医学杂志,2020,(4).

［2］黄帝内经素问校释[M].张灿玾,等校.北京:中国医药科技出版社,2016.

［3］张仲景.金匮要略校注[M].何任,等整理.北京:人民卫生出版社,1990.

［4］段逸山.诸病源候论通检[M].上海:上海辞书出版社,2008.

［5］孙思邈.中医必读百部名著·备急千金要方[M].高文柱,等校注.北京:华夏出版社,2008.

［6］陈言.三因极一病证方论[M].北京:人民卫生出版社,2007.

［7］陈自明.妇人大全良方[M].余瀛鳌,等点校.北京:人民卫生出版社,1992.

［8］杨士瀛.仁斋直指方论比对与新用[M].卢祥之,余瀛鳌编.贵阳:贵州科技出版社,2016.

［9］王肯堂.证治准绳[M].吴唯,等校注.北京:中国中医药出版社,1997.

［10］徐德铢 外科选要[M].戴祖铭点校.北京:中国中医药出版社,1996.

［11］祁坤.外科大成[M].上海:上海卫生出版社,1958.

［12］顾伯华.实用中医外科学[M].上海:上海科学技术出版社,1985.

［13］吴普,等述.神农本草经[M].孙星衍,孙冯翼撰.南宁:广西科学技术出版社,2016.

［14］陶弘景.本草经集注(辑校本)[M].尚志钧,尚元胜辑校.北京:人民卫生出版社,1994.

［15］苏敬.新修本草(辑复本)[M].尚志钧辑校.2版.合肥:安徽科学技术出版社,2004.

［16］李珣.海药本草(辑校本)[M].尚志钧辑校.北京:人民卫生出版社,1997.

［17］苏颂.本草图经[M].尚志钧辑校.合肥:安徽科学技术出版社,1994.

［18］唐慎微.证类本草 重修政和经史证类备急本草[M].尚志钧,等校点.北京:华夏出版社,1993.

［19］葛洪.肘后备急方校注[M].沈澍农校注.北京:人民卫生出版社,2016.

［20］孙思邈.千金翼方校注[M].高文柱校注.北京:学苑出版社,2016.

［21］王焘.外台秘要方校注(上)[M].高文柱校注.北京:学苑出版社,2011.

［22］王焘.外台秘要方校注(下)[M].高文柱校注.北京:学苑出版社,2011.

［23］王怀隐,等.太平圣惠方(上)[M].北京:人民卫生出版社,1958.

［24］王怀隐,等.太平圣惠方(下)[M].北京:人民卫生出版社,1958.

［25］太平惠民和剂局.太平惠民和剂局方[M].北京:人民卫生出版社,1985.

［26］赵佶.圣济总录校注(下)[M].王振国,杨金萍校.上海:上海科学技术出版社,2016.

［27］赵佶.圣济总录校注(上)[M].王振国,杨金萍校.上海:上海科学技术出版社,2016.

［28］秦昌遇.中医古籍珍稀抄本精选(十二):幼科医验[M].上海:上海科学技术出版社,2004.

［29］裘庆元.医案秘本十五种(上)[M].北京:中国中医药出版社,2019.

［30］郑重光.素圃医案[M].北京:人民军医出版社,2012.

［31］徐锦.中国古医籍整理丛书 医案医话医论17 心太平轩医案[M].卢棣,等校注.北京:中国中医药出版社,2015.

［32］谢星焕.得心集医案[M].任娟莉校注.北京:中国中医药出版社,2016.

［33］叶天士.临证指南医案[M].北京:人民卫生出版社,2006.

［34］叶天士.未刻本叶氏医案[M].上海:上海科学技术出版社,2010.

［35］曹炳章.中国医学大成(8):医案医话分册[M].北京:中国中医药出版社,1997.

［36］魏之琇.续名医类案[M].北京:人民卫生出版社,1997.

瘾
疹

[37] 叶天士,缪宜亭,沈鲁珍,等.三家医案合刻 沈氏医案[M].上海：上海科学技术出版社,2010.

[38] 江泽之.江泽之医案[M].上海：上海科学技术出版社,2004.

[39] 张聿青.张聿青医案[M].北京：人民卫生出版社,2006.

[40] 丁授堂.丁授堂先生医案[M].北京：中国中医药出版社,2015.

[41] 沈又彭,俞震,陈秉钧,等.中医古籍珍稀抄本精选(十四)：沈俞医案合钞 陈莲舫先生医案 退庵医案[M].上海：上海科学技术出版社,2004.

[42] 邵杏泉,刘金方.中医古籍珍稀抄本精选(十六)：邵氏方案 临症轻应录[M].上海：上海科学技术出版社,2004.

[43] 柳宝诒.惜余医案[M].陈居伟校注.北京：中国医药科技出版社,2019.

[44] 周小农.周小农医案[M].2版.上海：上海科学技术出版社,2008.

[45] 王金杰,李文荣,沈菊人.中医古籍珍稀抄本精选(十七)：王仲奇医案 李冠仙医案 沈菊人医案[M].上海：上海科学技术出版社,2004.

[46] 陆观虎.陆观虎医案[M].纪民裕选编.天津：天津科学技术出版社,1986.

[47] 孙采邻.中医古籍珍稀抄本精选(九)：竹亭医案 下册[M].上海：上海科学技术出版社,2004.

[48] 马超英,张毅.中医外伤科五官科医案[M].上海：上海中医药大学出版社,2008.

[49] 何廉臣.全国名医验案类编[M].福州：福建科学技术出版社,2003.

[50] 潘桂娟.中医历代名家学术研究丛书·王旭高[M].北京：中国中医药出版社,2017.

[51] 北京中医医院.赵炳南临床经验集[M].北京：人民卫生出版社,2006.

[52] 施今墨.施今墨临床经验集[M].北京：人民卫生出版社,1982.

[53] 朱世增.朱仁康论皮肤科[M].上海：上海中医药大学出版社,2009.

[54] 顾伯华.外科经验选[M].上海：上海科学技术出版社,2010.

[55] 韩世荣,闫小宁.古今中医名家皮肤病医案荟萃[M].西安：陕西科学技术出版社,2017.

[56] 蒲辅周医案[M].高辉远整理.北京：人民卫生出版社,2005.

[57] 张伯臾医案[M].严世芸,等整理.上海：上海科学技术出版社,2003.

[58] 张怀亮.当代中医皮肤科临床家丛书：第3辑 吴绍熙[M].北京：中国医药科技出版社,2017.

[59] 常章富.颜正华临证验案精选[M].北京：学苑出版社,1996.

[60] 李文献,权红,高剑虹,等.方和谦创"和肝汤"的组方原则和临床应用[J].上海中医药杂志,2008,42(2)：1-3.

[61] 哈荔田.哈荔田妇科医案医话选[M].天津：天津科学技术出版社,1982.

[62] 戴天木.朱良春临床经验应用举隅[J].中医药通报,2005,4(2)：11-13.

[63] 张羹梅.张羹梅医案[M].2版.上海：上海科学技术出版社,2008.